I0057919

Docteur en Médecine

Contribution à l'Étude

des Rapports

De la Tuberculose

avec la

Chlorose et le Chloro-Brightisme

8° T⁰ᵗ d
1054

MONTPELLIER
G. Firmin, Montane et Sicardi

BIBLIOTHEQUE NATIONALE DE FRANCE

3 7502 017700 107

CONTRIBUTION A L'ÉTUDE

DES RAPPORTS

DE LA TUBERCULOSE

AVEC LA

CHLOROSE ET LE CHLORO-BRIGHTISME

PAR

Mlle Débora MALACHOFF

DOCTEUR EN MÉDECINE

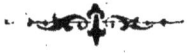

MONTPELLIER

IMPRIMERIE G. FIRMIN, MONTANE et SICARDI

Rue Ferdinand-Fabre et Quai du Verdanson

1908

Td 97
1054

PERSONNEL DE LA FACULTÉ

MM. MAIRET (✽) . . . . Doyen
SARDA . . . . Assesseur

Professeurs

Clinique médicale	MM. GRASSET (✽).
Clinique chirurgicale	TEDENAT (✽).
Thérapeutique et matière médicale. . . .	HAMELIN (✽)
Clinique médicale	CARRIEU.
Clinique des maladies mentales et nerv.	MAIRET (✽).
Physique médicale.	IMBERT.
Botanique et hist. nat. méd.	GRANEL.
Clinique chirurgicale.	FORGUE (✽).
Clinique ophtalmologique.	TRUC (✽).
Chimie médicale.	VILLE.
Physiologie.	HEDON.
Histologie	VIALLETON.
Pathologie interne	DUCAMP.
Anatomie.	GILIS.
Opérations et appareils	ESTOR.
Microbiologie	RODET.
Médecine légale et toxicologie	SARDA.
Clinique des maladies des enfants	BAUMEL.
Anatomie pathologique.	BOSC.
Hygiène.	BERTIN-SANS (H.)
Pathologie et thérapeutique générales . .	RAUZIER.
Clinique obstétricale.	VALLOIS.

Professeurs adjoints : MM. DE ROUVILLE, PUECH
Doyen honoraire : M. VIALLETON
Professeurs honoraires : MM. E. BERTIN-SANS (✽), GRYNFELTT
M. H. GOT, Secrétaire honoraire

Chargés de Cours complémentaires

Clinique ann. des mal. syphil. et cutanées	MM. VEDEL, agrégé.
Clinique annexe des mal. des vieillards. .	VIRES, agrégé.
Pathologie externe	LAPEYRE, agr. lib.
Clinique gynécologique.	DE ROUVILLE, prof. adj.
Accouchements.	PUECH, Prof. adj.
Clinique des maladies des voies urinaires	JEANBRAU, agr.
Clinique d'oto-rhino-laryngologie	MOURET, agr. libre.

Agrégés en exercice

MM. GALAVIELLE	MM. SOUBEIRAN	MM. LEENHARDT
VIRES	GUERIN	GAUSSEL
VEDEL	GAGNIERE	RICHE
JEANBRAU	GRYNFELTT Ed.	CABANNES
POUJOL	LAGRIFFOUL.	DERRIEN

M. IZARD, secrétaire.

Examinateurs de la Thèse

MM. CARRIEU, président.	MM. VIRES, agrégé.
BOSC, professeur.	GAUSSEL, agrégé.

La Faculté de Médecine de Montpellier déclare que les opinions émises dans les Dissertations qui lui sont présentées doivent être considérées comme propres à leur auteur: qu'elle n'entend leur donner ni approbation, ni improbation.

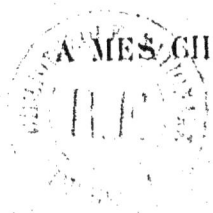

A MES CHERS PARENTS

Faible témoignage de mon affection

A MONSIEUR LÉVY

INTERNE DES HOPITAUX

Reconnaissance

D. MALACHOFF.

A MON PRÉSIDENT DE THÈSE

MONSIEUR LE DOCTEUR CARRIEU

PROFESSEUR DE CLINIQUE MÉDICALE

D. MALACHOFF.

AVANT-PROPOS

En terminant nos études, nous tenons à remercier vivement tous nos Maîtres de la Faculté de Montpellier pour l'instruction qu'ils nous ont donnée.

M. le Professeur Carrieu en acceptant la présidence de notre modeste travail, a gagné toute notre reconnaissance. Son service de clinique à l'Hôpital Suburbain nous a permis d'apprécier le clinicien éminent et le maître sympathique. Son souvenir restera longtemps dans notre mémoire, et nous n'oublierons pas que c'est à lui tout particulièrement que nous devons nos connaissances de clinique médicale.

Nous remercions M. le Professeur Estor pour son enseignement si utile pour nous.

Nous avons suivi avec grand intérêt les consultations externes de M. le Professeur agrégé Soubeyran ; elles ont été pour nous très instructives, aussi le prions-nous d'accepter notre hommage.

M. le Professeur agrégé Vires, par son exposition éloquente, a su rendre intéressant son service de vieillards. Nous l'avons suivi avec beaucoup de fruit et nous tenons à exprimer à ce maître toute notre gratitude et toute notre sympathie.

M. le Professeur agrégé Gaussel nous a inspiré le sujet de cette thèse. Depuis longtemps déjà il nous a, à plusieurs reprises, manifesté sa bienveillance. Qu'il nous soit permis de lui adresser notre reconnaissance pour tout ce qu'il a fait pour nous et en particulier pour les soins qu'il nous a donnés à plusieurs reprises.

Mme Gaussel s'est acquis toute notre sympathie et toute notre gratitude ; son enseignement obstétrical à la Maternité nous a été d'une utilité incontestable.

Nous gardons d'elle un souvenir affectueux.

CONTRIBUTION A L'ÉTUDE

DES RAPPORTS

DE LA TUBERCULOSE

AVEC LA

CHLOROSE ET LE CHLORO-BRIGHTISME

CHAPITRE PREMIER

HISTORIQUE. — DIVISION

L'étude des rapports qui existent entre la tuberculose et la chlorose a fait depuis très longtemps l'objet de nombreuses recherches et de plusieurs publications. Le point de vue envisagé a naturellement suivi pas à pas l'idée qu'on se faisait d'une part de la tuberculose et d'autre part de la chlorose. Enfin, plus récemment, à la suite de la création, par Dieulafoy, d'un type spécial de chlorose : le chlorobrightisme, on s'est demandé si cette forme particulière était ou n'était pas à l'abri de toute atteinte bacillaire.

Les opinions les plus opposées ont été émises par de grands maîtres sur les relations de la chlorose et de la tuberculose. Considérées par Pidoux, Germain Sée,

Hérard et Cornil comme antagonistes, ces deux affections ont été, au contraire, classées par d'autres auteurs (Trousseau, Landouzy) dans des cadres très voisins possédant plusieurs points de transition.

Il est une distinction que l'on est obligé de faire toutes les fois que l'on parle de la chlorose ; c'est de ne pas la confondre avec l'anémie. L'anémie n'existe pas en tant qu'entité morbide ; c'est un symptôme qui peut à ce titre se retrouver dans plusieurs affections et qui ne prend une certaine valeur nosologique que lorsque son étiologie particulière est indiquée. La chlorose, au contraire, possède un cadre tout à fait spécial ou constitue une maladie particulière dont la pathogénie est, comme nous le verrons plus loin, l'objet de plusieurs discussions.

Ce n'est pas tout : il est dans la chlorose un point très difficile à définir, c'est la délimitation de la maladie, la détermination du cadre nosologique. Non seulement certaines maladies, la tuberculose en particulier, peuvent prendre au début de leur évolution le masque d'une chlorose pure, mais aussi tous les auteurs ne sont pas d'accord pour classer dans le même chef tous les cas de chloroses qui semblent intactes de toute étiologie secondaire.

Trousseau (Leçons cliniques de l'Hôtel-Dieu, t. III), dans une leçon restée célèbre, divisa les chloroses en vraies et fausses. Pour lui les vraies n'avaient d'autre raison d'être qu'un état défectueux de tout l'organisme sans autre cause bien manifeste, alors qu'il rangeait les fausses chloroses parmi les anémies symptomatiques d'infections ou d'intoxications graves. C'était là un premier point destiné à jeter un peu de jour dans une question par ailleurs très embrouillée.

On comprend facilement tout l'intérêt que comporte cette question de diagnostic et de classification.

Il y a bien longtemps qu'Asw'hell, insistant sur l'importance de cette distinction, disait :

» C'est une question de la plus haute importance que » de savoir si la phtisie est une conséquence de la chlo- » rose et de l'aménorrhée, ou bien si ces dernières ne sont » qu'un symptôme de la première affection ou du moins » de la disposition préalable de l'organisme à la phtisie. »

La question est intéressante non pas seulement au point de vue pronostique, mais aussi et surtout au point de vue thérapeutique : on sait, sans qu'il nous soit obligé d'insister, l'action bienfaisante et résurrectrice de la médication martiale dans la chlorose vraie, et les effets néfastes et presque mortels de la même thérapeutique dans l'anémie prétuberculeuse.

Tous les auteurs sont aujourd'hui d'accord pour distinguer la chlorose des anémies et en particulier de l'anémie prétuberculeuse. Ceci étant admis, la question doit être posée sous cette forme :

Quelles relations y a-t-il entre la chlorose vraie des adolescents et surtout des jeunes filles, et la tuberculose pulmonaire ?

Les avis sont partagés en deux camps :

L'un, celui de la théorie antagoniste, défendue brillamment par Pidoux, Germain Sée, qui de plus en plus perd ses défenseurs, veut que la chlorose soit un mauvais terrain pour la culture de la bacillose. Non seulement une chlorotique n'est pas bacillaire, mais encore elle ne le sera pas ; elle a moins de chances de le devenir qu'une personne saine. Cet antagonisme de la chlorose et de la tuberculose peut être considéré comme un point de vue spécial d'antagonisme plus général qui existe entre l'arthritisme et l'artériosclérose d'une part, la tuberculose de l'autre. C'est dans ce camp également que sont venus se ranger les partisans de l'opposition de cette maladie infectieuse et du chlorobrightisme, manifestation si bien décrite par Dieulafoy, qui tient à la fois de la chlorose, de l'arthritisme et de l'artériosclérose. Mais ici encore des observations cliniques sérieuses et répétées, les résultats de nombreuses nécropsies, sont venues battre en brèche cette théorie qui consolait l'arthritique en lui promettant l'immunité tuberculeuse. On a constaté récemment que la tuberculose peut fort bien survenir chez un arthriti-que, chez un artério-scléreux, mais alors, chez ces indivi-dus, l'existence d'un état humoral spécial entraînera une réaction de l'organisme différente à l'égard de l'infection; la réaction sera lente, avec tendance à la sclérose, il est vrai, mais elle n'existera pas moins.

L'autre camp, plus fourni en défenseurs, rallie actuel-lement la plupart des auteurs. La chlorose est une maladie d'évolution ; c'est, pourrait-on dire, une malfor-mation d'évolution. A l'époque de la puberté, au moment où les besoins de l'organisme se font le plus sentir, où l'activité maximum est demandée de tous les organes, un état constitutionnel défectueux acquis ou héréditaire comme nous le verrons tout à l'heure, peut être la cause d'une insuffisance organique générale aboutissant à la chlorose. Voilà ce que devient la chlorose pour les auteurs de ce parti. C'est presque une maladie générale, une affection résultant non pas seulement de l'insuffi-sance vasculaire ou génitale, mais aussi de l'insuffisance de tous les appareils de l'organisme. Cette pathogénie explique l'apparition de la chlorose à la puberté et sa prédominance chez les jeunes filles.

Mais alors si la chlorose est le résultat de cette insuffisance fonctionnelle et organique, pourquoi la tuberculose, qui guette justement cet état défectueux, ne profiterait-elle pas de cette période critique pour s'installer et faire ses ravages ? Elle trouve chez la chlorotique une insuffisance respiratoire tout à fait propice.

Certains auteurs vont plus loin. Ainsi Labbé (*Presse médicale*, 1901), dans un article sur la chlorose et la tuberculose, dit : « L'observation impartiale et attentive des faits m'a montré qu'il m'est impossible d'établir une différence radicale, tant au point de vue clinique qu'au point de vue hématologique, entre la chlorose et les anémies symptomatiques. La chlorose n'a point de formule sanguine qui lui soit propre. »

Dans le même article, on lit cette affirmation, que le professeur Landouzy enseignait et enseigne, que la chlorose n'est pas une entité morbide et que si elle semble parfois s'être développée toute seule, c'est simplement que la chose échappe à nos moyens d'investigation.

Nous croyons qu'il y a là une exagération, car alors ce serait retomber dans la confusion de la chlorose et des anémies, confusion néfaste que tant de travaux ont essayé de combattre et de faire disparaître.

La chlorose donc est une entité morbide. Ses relations avec la tuberculose peuvent être admises, comme nous le verrons au cours de ce modeste travail. Depuis longtemps on avait signalé l'existence de la tuberculose dans l'hérédité de la chlorotique; cette étiologie bacillaire a été étudiée par Labadie-Lagrave, Hanot et Gilbert. On la retrouve dans la plupart des observations.

Pour arriver à démontrer que la chlorose et le chloro-brightisme ne sont pas antagonistes vis-à-vis de la tuberculose, nous donnerons les preuves que nous avançons à l'appui de notre thèse suivant deux chapitres :

1° Preuves étiologiques et pathogéniques ;

2° Preuves cliniques.

Dans le premier chapitre, nous ferons appel aux données fournies par l'interrogatoire de la malade sur le passé pathologique de ses parents ou d'elle-même. Ces preuves tirées de ce chapitre seront intéressantes à relever. On y verra combien souvent la tuberculose précède dans une famille l'apparition de la chlorose. Par la défectuosité qu'elle crée dans les descendants, la tuberculose met l'organisme des jeunes adolescents, et spécialement celui des jeunes filles, en état de réceptivité pour la chlorose. Le mot réceptivité n'est peut-être pas tout à fait exact puisqu'il est le plus souvent employé pour désigner la prédisposition d'un organisme vis-à-vis d'une maladie infectieuse.

Dans le second chapitre, nous donnons des preuves plus palpables, plus évidentes, de la filiation qui existe entre la chlorose et la tuberculose. M. le professeur agrégé Gaussel, qui nous a suggéré l'idée de ce modeste travail, a eu l'obligeance de nous remettre deux observations de chlorotiques devenues tuberculeuses ; dans la thèse de Pujol (Montpellier, 1900-1901), nous trouvons également deux observations du même ordre ; nous avons recueilli dans la littérature médicale, un peu partout, un certain nombre d'observations qui viennent à l'appui de notre dire. Nous pensons, avec raison croyons-nous, que la filiation pathologique des deux affections qui nous occupent ne sera démontrée que par la clinique et non par des déductions tirées des vues de l'esprit. Les preuves étiologiques et pathogéniques sont intéressantes à relever, mais les formes cliniques forment une base plus certaine et plus sûre.

Nous mettrons donc dans ce second chapitre, avec

quelques déductions, une série d'observations servant à étayer notre sujet.

Dans un article paru dans la *Presse médicale* en 1894, et intitulé : *Considérations générales sur la chlorose*, Hanot commence par faire remarquer combien est grande la fréquence de la tuberculose chez les ascendants des chlorotiques. Il rappelle ce mot de Combal que : « le plus souvent les chlorotiques sont en puissance de la diathèse scrofuleuse». Il va plus loin et arrive à dire : «Je suis vivement pénétré de cette conviction que la chlorose est comme une substitution de la tuberculose ; aussi ces chlorotiques m'apparaissent-elles au premier abord comme d'autres tuberculeuses, des tuberculeuses dans une autre forme, relativement épargnées, qui ont trouvé grâce devant les dernières rigueurs de l'hérédité. »

Pour cet auteur, l'hérédité tuberculeuse n'étant pas homœomorphe, elle peut créer la chlorose. Il semble donc que Hanot soit un défenseur fervent de la théorie des rapports positifs entre la chlorose et la tuberculose. Mais pourtant plus loin il paraît soutenir une thèse contraire quand il dit : « Les chlorotiques issues de parents tuberculeux ne sont-elles pas plus exposées à la tuberculose ? *Eh bien, non* ; la chlorose n'aboutit pas à la tuberculose.»

Pour expliquer cette contradiction apparente, il émet alors l'opinion, qui n'est qu'une hypothèse et qu'une pure vue de l'esprit, que « la chlorose a payé sa dette à l'hérédité tuberculeuse, qu'une vaccine définitive s'est faite sous forme de chlorose à l'exclusion des autres manifestations spécifiques ». Or, nous savons pertinemment que la tuberculose n'est malheureusement pas de ces maladies qui vaccinent, qu'une première atteinte, quelle que soit sa forme, prédispose plutôt à une atteinte ultérieure souvent plus grave.

L'existence de rapports étroits entre la chlorose et la tuberculose n'est pas le seul but de notre thèse. Comme nous avons dit en commençant, il est actuellement une forme dont on doit s'occuper tout spécialement : nous voulons parler du chlorobrightisme.

Quand on lit dans Dieulafoy les longues et belles descriptions du chlorobrightisme, quand on cherche dans les différents auteurs classiques quel est l'avenir des chlorobrightiques, on s'aperçoit que si tous ou à peu près tous parlent de la crainte et de la possibilité de la mort par urémie, de l'aggravation de l'état général par la grossesse, il en est très peu qui envisagent la possibilité d'une tuberculose. C'est que, autant que la chlorose et plus qu'elle, pourrions-nous dire, le chlorobrightisme a été posé en antagoniste contre la tuberculose. Les observations que nous fournit M. Gaussel montrent bien pourtant l'existence, pas forcée naturellement, de deux étapes : le chlorobrightisme et la tuberculose.

Luzet, dans son livre sur la chlorose, signale, sans insister du tout, la tuberculose parmi les complications du chlorobrightisme. Dans le Traité de médecine de Brouardel et Gilbert, Parmentier se contente de dire : « La néphrite des chlorotiques se termine par urémie ou par une autre complication (tuberculose ou pneumonie). » Dieulafoy, le père du chlorobrightisme, n'attire pas du tout l'attention sur ce point de l'avenir de ses malades.

Dans sa thèse soutenue à Montpellier en 1895, Ducos, qui étudie le chlorobrightisme, ne fait nulle part mention du pronostic de cette maladie en ce qui concerne la tuberculose.

Enfin, nous ne trouvons rien de ce qui nous occupe dans une leçon de clinique de Labadie-Lagrave, publiée dans le *Concours médical*, 1896.

C'est justement sur ce point particulier de la question, laissé un peu dans l'ombre, que nous tenons à insister davantage. Nous croyons fermement que le chlorobrightisme ne fait pas exception à la règle et que, comme sa sœur la chlorose, elle ne met pas ses malades à l'abri de toute atteinte bacillaire.

Il n'est pas tout d'avoir démontré la possibilité de l'existence simultanée ou successive des deux maladies ; surtout quand l'une d'elles, la tuberculose, peut, à son début, prendre le masque de l'autre sous forme d'anémie prétuberculeuse ; il est important d'établir qu'un examen clinique attentif peut et doit faire isoler ces deux syndromes : chlorose et anémie spécifique.

Ce point est un corollaire même de la question qui nous occupe. Discutée dans les travaux et thèses qui se sont occupés des rapports de la chlorose et de la tuberculose (voir Bibliographie) cette question du diagnostic précoce de la tuberculose a été profondément étudiée par Papillon dans sa thèse de 1891. On sait combien Grancher a poussé loin l'analyse des modifications respiratoires chez les tuberculeux au début ; Papillon vient apporter un nouveau faisceau de signes différentiels par l'étude de l'appareil cardio-vasculaire et des modifications de la tension vasculaire qui est diminuée chez les chlorotiques prétuberculeux, et augmentée chez les chlorotiques vrais. Ici aussi est venu se poser le problème du chlorobrightisme qui, à cause des lésions rénales, s'accompagne d'une hypertension manifeste.

Le dernier Congrès de la tuberculose a longuement étudié la question du diagnostic précoce. M. le professeur Vires, dans une série d'articles parus, l'année dernière, dans le *Montpellier Médical*, a synthétisé la question avec toute la clarté et tout le talent qui le caractérise.

Actuellement on possède, grâce aux progrès de la bactériologie, à côté des données cliniques, des procédés de laboratoire très précieux pour dépister la tuberculose au début.

En terminant notre thèse, nous avons cru bien faire de tirer de tous les chapitres qui précèdent des déductions thérapeutiques qui sont, comme on le conçoit, de première importance. Il n'est pas indifférent de traiter une anémique prétuberculeuse par le fer, comme il est dangereux ou tout au moins inutile de bourrer une chlorobrightique dont le rein fonctionne imparfaitement, de viande crue, d'alcool ou d'arsenic.

CHAPITRE II.

PREUVES ÉTIOLOGIQUES ET PATHOGÉNIQUES

Pour démontrer les rapports étroits qui existent entre la chlorose et la tuberculose il est fort intéressant et fort instructif d'interroger avec soin les antécédents des malades, de scruter et de découvrir la nature de la souche à laquelle ils appartiennent.

On naît prédisposé à la chlorose.

« Nombre de jeunes filles traversent la période critique de la puberté en faisant face à toutes les dépenses de leur organisme. D'autres, au contraire, deviennent chlorotiques tout en vivant dans des conditions excellentes en apparence. D'où vient cette prédisposition et qui frappe-t-elle de préférence ? » C'est ainsi que Hayem fait ressortir l'importance des antécédents héréditaires ou personnels chez les chlorotiques.

Un point dont on prévoit toute l'importance dans la question qui nous occupe réside dans l'hérédité des chlorotiques.

Cette hérédité peut se manifester soit d'une façon homologue : une mère chlorotique donnant naissance à des enfants chlorotiques ; soit d'une façon indirecte : des parents, des chlorotiques ayant été atteints d'une maladie déglobulisante, en particulier de la tuberculose.

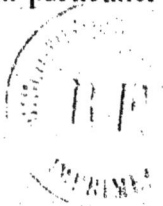

Rech cite le cas d'une mère chlorotique dont les quatre filles furent atteintes de chlorose au moment de leur puberté.

Hayem, dans ses recherches sur l'hérédité des chlorotiques, n'a pourtant trouvé l'hérédité similaire directe que dans 1/20 des cas.

Mais ce qui est beaucoup plus fréquent, ce qu'on retrouve dans la plupart des observations, c'est l'existence de la tuberculose chez les ascendants et de la scrofule dans les antécédents personnels de la malade. Hanot et Gilbert ont bien insisté sur ce point : la tuberculose se retrouve souvent chez les parents des chlorotiques. Elle n'est pas la seule maladie prédisposante ; à côté d'elle, mais bien au-dessous, on a noté le rhumatisme, la goutte, les maladies du système nerveux, le cancer. Dans une statistique qui se trouve dans la thèse de Jolly (Paris, 1889), sur 51 observations, on a constaté que dans 25 cas le père, la mère ou tous les deux avaient succombé à la phtisie pulmonaire ; dans 7 autres cas la tuberculose avait sévi parmi les collatéraux (tantes, cousins, oncles). Cette influence de l'hérédité n'est pas tant l'effet du bacille lui-même que de la dystrophie organique qu'il produit. Il est aujourd'hui un fait admis que la transmission directe du bacille maternel à l'enfant à travers le placenta est une rareté ; d'autre part, le bacille paternel ne va pas infecter l'enfant par la voie du spermatozoïde. Tout au contraire, dans l'immense majorité des cas, l'enfant né de tuberculeux possède seulement un terrain éminemment favorable à la culture du bacille de Koch ; il y a, du fait de l'imprégnation bacillaire du père ou de la mère, une dystrophie fonctionnelle et organique qui, elle, se transmet à l'enfant. L'enfant de tuberculeux ne naît pas tuberculeux ; il naît tuberculisable, tuberculogène. Il y a eu, comme l'a dit Hanot dans un langage très imagé, *maldonne ab ovo*.

Cet enfant, ainsi procréé en état d'infériorité physique, va tant bien que mal passer les premières années de sa vie. Mais au moment de la puberté, alors que l'accroissement rapide de l'organisme épuise l'énergie organique accumulée depuis la naissance, par des dépenses trop considérables, l'insuffisance héréditaire sera incapable de suffire aux besoins ; il y aura, comme l'a dit Hanot, *faillite, banqueroute*, qui va démasquer la chlorose. La faiblesse de constitution a été un terrain tout préparé pour la chlorose.

Quand on cherche à expliquer le rétrécissement mitral pur, si fréquent dans la chlorose des jeunes filles, on voit que parmi les diverses étiologies qu'on a invoquées, il en est une qui prime les autres : c'est la tuberculose.

Le rétrécissement mitral pur congénital est encore une forme de dystrophie que l'on rencontre chez les descendants de tuberculeux. Ainsi que Potain l'a démontré, cette forme de rétrécissement mitral est souvent associée à la chlorose. Cette coexistence est expliquée par les relations de l'une et de l'autre avec l'hérédité tuberculeuse (Merklen). Potain a fait une série d'autopsies d'individus porteurs de rétrécissement mitral congénital, et il a été frappé des lésions bacillaires pulmonaires qu'il a trouvées. Ces lésions étaient, il est vrai, pour la plupart guéries ; elles étaient presque toutes du type scléreux à tendance calcaire.

Le rétrécissement mitral pur congénital n'est pas la seule manifestation de la dystrophie cardiaque ; on a signalé depuis longtemps l'existence, dans certains cas, d'un rétrécissement de l'artère pulmonaire. Comme la lésion de la valvule gauche, celui-ci présente aussi des rapports étroits avec la chlorose. D'autre part, à la suite de l'anémie pulmonaire et de la circulation vicieuse du poumon qu'il entraine, on voit la tuberculose venir s'installer et prendre parfois une marche assez rapide.

A l'hérédité déjà si importante, viendront s'ajouter une série de causes prédisposantes qui ne font que hâter et assurer l'éclosion de la chlorose : ce sont les maladies antérieures, les maladies infectieuses de l'enfance, la rougeole, la scarlatine et la variole, si favorables d'autre part à la production ultérieure de la tuberculose (Landouzy). Alors que la jeune fille, déjà guettée par cette maladie d'évolution qu'est la chlorose, aurait besoin d'une hygiène saine et rationnelle, un genre de vie différent, un surmenage physique ou intellectuel, des conditions défavorables souvent imposées par l'état social viennent aggraver un état de choses antérieur qui n'était que latent : on a alors la production de la chloro-anémie. Ce terme, dans la pensée de Hayem, s'applique aussi bien à la chlorose qui survient à l'occasion ou au cours de diverses maladies, qu'aux cas où, à un moment donné, la chlorose vient se compliquer à la suite d'une maladie capable de produire un certain degré d'anémie.

L'importance étiologique des troubles nerveux dans la chlorose a été depuis longtemps reconnue. Sydenham, Morton, Trousseau y croyaient fermement. Mais ce même facteur étiologique est tout à fait de premier ordre dans la tuberculose. On n'ignore pas combien il faut tenir compte, dans cette dernière maladie, de l'état moral du malade, non pas seulement pour l'éclosion de l'affection, mais aussi pour son évolution. On voit donc quelle communauté de *facteurs étiologiques il existe entre la tuberculose et la chlorose.*

« La chlorose et la tuberculose sont de la même famille, dit Hanot. La tuberculose est la source habituelle de la chlorose. Les parents tuberculeux ne transmettent pas à leurs enfants la tare spécifique, mais ils leur laissent un capital vital, si je puis dire, insuffisant. »

Gilbert, insistant sur le même point et cherchant à s'expliquer cette parenté pathologique qu'il admet naturellement, s'exprime ainsi :

« La chlorose présente donc avec la tuberculose d'étroites affinités. L'interprétation du fait est malaisée. Si l'on veut bien toutefois reconnaître que la tuberculose est héréditaire, que son hérédité git non pas dans la transmission de la graine, mais dans celle du terrain, on pourra concevoir, sans pénétrer dans l'intimité des phénomènes, que les enfants issus de souche tuberculeuse traduisent la déchéance de leur race, entre autres façons, soit par l'aptitude à la tuberculisation, soit par l'*hypoplasie hématique* qui constitue le substratum anatomique de la chlorose. »

On entrevoit ainsi le rôle pathogénique de la tuberculose dans la chlorose. Ce rôle est très important ; il faut l'admettre, puisque la chlorose est considérée comme une maladie générale, une maladie d'évolution, une maladie dystrophique, où, parce que les lésions prédominent dans le sang, il ne faut pas croire que ce sont les seules. Tout l'organisme est atteint dans la chlorose; il y a une insuffisance générale ou généralisée qui prédispose éminemment à la tuberculose.

Rokitansky le premier donna une description détaillée des lésions vasculaires et viscérales que l'on trouve dans a chlorose. Virchow démontra l'existence d'une aplasie vasculaire très manifeste au niveau de l'aorte, mais que l'on retrouve dans tout l'arbre circulatoire. Il est intéressant de relever l'état du rein, car c'est de cet état que va dépendre l'apparition de la forme spéciale de chlorose étudiée sous le nom de chlorobrightisme. Or, quelle que soit la théorie pathogénique mise en avant pour expliquer la chlorose, on peut toujours comprendre que cette affection crée un état de choses favorisant l'éclosion de la tuberculose. Si on considère la chlorose comme une intoxication, on pourra toujours dire que cette intoxication, survenant à un moment de l'existence où l'abondance des dépenses demande la totalité des énergies organiques, va favoriser l'établissement d'un état de moindre résistance que la tuberculose va mettre à profit pour se manifester cliniquement.

L'insuffisance vasculaire, l'aplasie vasculaire de Virchow peut encore expliquer cette possibilité de complication tuberculeuse au cours de la chlorose. Petites artères, petite aorte, petit rein, vont aboutir à état général insuffisant, respiration défectueuse, d'où tuberculose.

Dans le chlorobrightisme les lésions rénales sont fort intéressantes à relever.

Ces lésions vont entraîner un certain nombre de troubles vasculaires, entre autres l'apparition de l'hypertension vasculaire. D'autre part, presque toujours ces personnes à petit rein et petites artères, réglées tard en général, sont en instance d'artériosclérose. Chez elles cette affection vasculaire ne va pas attendre, pour s'installer, un âge avancé que l'on retrouve habituellement. Les chlorobrightiques sont des artérioscléreuses jeunes. Or par cela même vont-elles être à l'abri de la tuberculose ? Pas du tout. L'artériosclérose n'est pas l'antagoniste de la tuberculose, c'est un fait démontré sur lequel nous n'avions pas à nous étendre et que de nombreuses observations ont consacré. Donc, cessons de dire que parce qu'une chlorotique a une pression supérieure à 15 ou 16 de l'appareil de Potain, elle n'est pas, elle ne peut pas

être et ne peut pas devenir tuberculeuse. C'est une exagération. Les observations que M. le professeur agrégé
Gaussel a bien voulu mettre à notre disposition sont là
pour témoigner du contraire. Quand on lit ces deux
observations, on voit que la succession des états a été la
suivante : chlorobrightisme au début, tuberculose pulmonaire à la fin. C'est là la démonstration évidente que le
chlorobrightisme de M. Dieulafoy ne met pas à l'abri
de la tuberculose. Dans la thèse de Papillon (thèse de
Paris 1897-98) nous trouvons encore une observation du
même genre ; cet auteur fait remarquer que chez cette
malade la tension artérielle était trop forte pour une personne saine, trop forte pour une prétuberculeuse, mais
aussi trop faible pour une néphritique vraie. Il y a là une
sorte de balancement, d'équilibre constitué par l'action
simultanée de deux éléments agissant sur la pression en
sens inverse l'un de l'autre. Nous reviendrons sur ce
point dans le chapitre suivant.

CHAPITRE III

PREUVES CLINIQUES — OBSERVATIONS

A côté des renseignements tirés de l'étude approfondie des antécédents héréditaires ou personnels des chlorotiques, il en est d'autres qu'on peut puiser dans l'analyse rigoureuse du tableau clinique qu'elles présentent. Ces renseignements, ces arguments que nous groupons sous le titre de *preuves cliniques* de l'existence d'une relation très étroite entre la tuberculose et la chlorose, nous les retrouverons dans les diverses observations que nous avons recueillies. Mais avant d'exposer ces observations nous nous permettons de faire quelques remarques que nous tirons d'ailleurs de leur lecture.

Nous avons dans le chapitre précédent exposé combien nous tenions à éviter la confusion entre les diverses anémies et la chlorose. Ceci, très utile pour le sujet que nous envisageons, très utile également au point de vue nosologique et didactique, devient parfois d'une application clinique très difficile. Nous verrons au chapitre suivant du diagnostic différentiel quels sont les signes qui nous permettent de conclure à l'existence d'une chlorose entité morbide, et quels symptômes la distinguent de la tuberculose au début.

La tuberculose peut débuter par un symptôme clinique

presque en tous points identique à celui de la chlorose.
M. le professeur agrégé Vires, dans son étude sur le diagnostic précoce de la tuberculose (*Montpellier Médical*,
1907) montre bien que parmi les syndromes prétuberculeux, les états morbides précurseurs de l'infection bacillaire, il en est trois qui doivent être mis en relief :

1° Le syndrome chloro-anémique ;

2° Le syndrome gastro-intestinal ;

3° Le syndrome cardio-vasculaire.

Or le premier de ces syndromes ressemble à s'y méprendre à la chlorose vraie.

Donc il y a dans les observations que nous avons été
obligée de trier, un groupe un peu à part à faire pour pla-
cer celles qui contiennent ces cas de pseudo-chloroses
prébacillaires. Remarquons que cette forme de manifestation de début de la tuberculose est extrêmement voi-
sine de celle qui se présente avec les caractères de l'anémie prétuberculeuse. Anémie prétuberculeuse, chlorose
prétuberculeuse sont sûrement deux sœurs, deux manifestations très parentes d'une même cause morbide.

A côté de cette première catégorie de faits qui, pour
être instructifs, ne font toutefois pas tout à fait partie de
notre sujet et n'offrent pas un témoignage solide à la
thèse que nous soutenons, il faut considérer un second
groupe : celui qui comprend les cas de chlorose s'étant
compliqués ultérieurement par l'apparition de la tuberculose. C'est là le gros noyau, le gros faisceau de preuves
qui vont plaider en notre faveur. Une jeune fille chlorotique est examinée, surveillée et suivie pendant un certain
temps ; elle présente d'une façon très nette toutes les caractéristiques de la chlorose : teinte, souffles cardiovasculaires, troubles digestifs, troubles nerveux ; par contre,
à l'auscultation très attentive de ses sommets, on ne trouve

3

rien qui puisse faire craindre l'existence d'une tuberculose.
Après un traitement plus ou moins prolongé et plus ou
moins actif la malade est perdue de vue. Elle revient six
mois, un an, deux ans après avec des lésions très nettes
de bacillose pulmonaire. Voilà donc une malade qui a
suivi les deux stades : chlorose pure, tuberculose pulmonaire.

Les faits de ce genre sont nombreux comme nous le
verrons par nos observations. Il y a là un point de l'avenir des chlorotiques qui est extrêmement important à
creuser et que nous retrouverons un peu plus loin dans
ce chapitre.

A un moment quelconque de son évolution la chlorose
peut venir se compliquer d'une maladie capable d'entraîner une anémie plus ou moins considérable et on se
trouve alors en présence du syndrome décrit par Hayem
sous le nom de chloro-anémie. Hayem distingue ces cas
en deux catégories :

Dans un premier cas il est venu s'ajouter à la chlorose
et à cause d'elle une maladie fortement anémiante telle
qu'une affection chronique du tube digestif, une maladie
utérine, etc.

Dans un second cas une maladie peu anémiante banale
est venue mettre en éveil le processus chlorotique sur un
terrain prédisposé; c'est le cas de la tuberculose ; et alors
il faudra bien se garder de confondre cette chloro-anémie
avec l'anémie symptomatique de la tuberculose.

Au cours d'une enquête qu'il a poursuivie chez des
chlorotiques, Jollys a constaté que sur 51 malades non
seulement plusieurs avaient dans leurs antécédents héréditaires la tare tuberculeuse, mais aussi 8 parmi elles
avaient présenté à un moment donné des manifestations
tuberculeuses.

On sait que très souvent on trouve chez les chlorotiques
des troubles respiratoires qui pour être atténués n'existent pas moins. Il n'est pas rare de rencontrer à l'auscultation de ces malades un peu d'obscurité respiratoire,
une certaine altération du murmure vésiculaire, quelquefois même une variation dans la sonorité à la percussion.
On attribue ces légers signes à la chlorose pure et pourtant ils sont bien voisins de ceux qu'on trouve dans la
tuberculose au début.

D'autres signes pulmonaires rapprochent ces malades
des tuberculoses au début. On a expliqué par le défaut
de l'hémoglobine et l'insuffisance vasculaire des centres
bulbaires de la respiration, l'existence chez les chlorotiques de dyspnée survenant après un effort, une marche
ou une ascension ; la petite toux sèche que l'on observe
parfois dans ces cas-là a été mise sur le compte du système nerveux; on a été même jusqu'à dire que l'hémoptysie peut exister chez ces malades sans qu'elle soit de
nature tuberculeuse. Elle aussi est due à l'altération sanguine qui accompagne la maladie et elle doit être rap-
prochée des autres hémorragies muqueuses ou viscérales qu'on observe dans ces cas-là. Ce sont là des
pathogénies fort séduisantes de phénomènes encore obscurs
par eux-mêmes. Il semble toutefois que l'on doive considérer comme douteux et à surveiller ces phénomènes
morbides qui se trouvent également dans la tuberculose
au début. Ces troubles respiratoires ne seraient-ils pas
des indices de l'infection tuberculeuse ? se demande
Labbé (*Presse médicale*, 1904).

Comme on le voit, après la *similitude des facteurs étiologiques* entre la tuberculose et la chlorose, nous relevons
une *similitude* frappante dans les *syndromes cliniques*.
Mais il ne faut pas croire que cette similitude réside uni-

quement dans les symptômes respiratoires. On les retrouve dans la séméiologie du tube digestif, dans les troubles nerveux, etc.

En parlant du syndrome gastro-intestinal précurseur de la tuberculose, M. Vires dit :

« Souvent votre attention sera appelée sur des troubles gastro-intestinaux survenus chez des jeunes gens et, à eux seuls, occupant toute la scène clinique. Ce sont des jeunes gens qui sans cause appréciable perdent peu à peu l'appétit, ou du moins éprouvent un dégoût permanent pour les aliments solides et réparateurs tels que la viande ; digèrent mal ce qu'ils mangent et le digèrent avec douleur alors qu'autrefois leur appétit était vif et leur digestion indolente. »

Ces paroles peuvent très bien s'adapter à la rigueur aux chlorotiques qui également arrivent rapidement à perdre l'appétit.

Peter fait remarquer l'erreur de diagnostic dans laquelle on risque de tomber en présence de ces cas : « Ces troubles morbides vous apparaîtront non pas comme des désordres symptomatiques mais comme des maladies nosologiquement classées sous le nom de dyspepsie et de gastralgie ; le malade ne vous parle que de son estomac et ne peut vous parler que de cela qui seul le fait souffrir. Pendant des mois, plus d'une année parfois, ils sont considérés comme de simples dyspeptiques jusqu'au jour où une hémoptysie vient dénoncer la maladie redoutable. »

Or, rien n'est plus commun que les troubles digestifs dans la chlorose. L'appétit des chlorotiques est le plus souvent diminué ; comme nous venons de le voir tout à l'heure chez les tuberculeux au début, ces malades manifestent un dégoût très marqué pour la viande (Labadie-

Lagrave). Les chlorotiques éprouvent de la gêne, de la douleur, de la pesanteur dans la région stomacale. Cette gêne peut aller jusqu'à la gastralgie.

Il est fort intéressant de noter les changements dans la fonction stomacale et dans la composition du suc gastrique comparativement dans les deux affections qui nous occupent; ici aussi on sera frappé de la *similitude des troubles morbides*. Dans la forme dyspeptique de la chlorose si bien étudiée par Hayem et où ses manifestations gastriques sont le plus nettes, on constate que s'il est des cas où l'acidité de l'estomac est augmentée par l'hyperchlorhydrie et l'hyperpepsie, il en est d'autres, et ils sont très nombreux, où une hyperchlorhydrie légère fait vite place à une atonie secrétoire et motrice en tous points analogue à celle qu'on note dans la tuberculose au début.

Mathieu (*Gazette des Hôpitaux*, 1890), étudiant le syndrome gastro-intestinal précurseur de la tuberculose, résume schématiquement les différents aspects de ce syndrome en :

> type dyspeptique banal
> type pseudo-chlorotique
> type neurasthénique grave
> type avec grande dilatation de l'estomac
> type avec vomissements incoercibles.

Relevons le second type, le type pseudo-chlorotique qui s'adresse surtout aux jeunes filles et aux jeunes femmes et chez lesquelles un examen superficiel dit cet auteur, peut le faire confondre avec la chlorose vraie.

Cette ressemblance des phénomènes pathologiques que nous avons déjà signalée pour les manifestations respiratoires et digestives se retrouve dans les troubles nerveux qui accompagnent la chlorose et la tuberculose. Nous ne voulons pas parler de l'influence étiologique dans les deux cas, des émotions, chagrins, ennuis, déceptions, surmenage, etc.

Dans le domaine de la sensibilité, nous relevons la présence dans les deux cas de névralgies très pénibles et très douloureuses. Bourdon a étudié avec soin les douleurs thoraciques dès l'apparition de la tuberculose.

Dans la chlorose comme dans la bacillose il nous faut signaler l'existence des migraines, des névralgies faciales; les névralgies sciatiques sont très fréquentes dans les deux affections, elles sont très souvent doubles et traduisent la réaction de l'organisme à l'égard soit d'une infection, soit d'une intoxication.

Les chlorotiques se plaignent souvent de douleurs irradiées à localisations variables, fugaces, se portant parfois le long de la colonne vertébrale et dans les masses sacro-lombaires; ces douleurs peuvent atteindre les muscles intercostaux (Labadie-Lagrave) et simuler alors à s'y méprendre les névralgies analogues en ceinture, en corset que présentent les tuberculeux.

Les douleurs musculaires ne sont pas rares dans la chlorose : elles se caractérisent, dit Labadie-Lagrave, par leur apparition subite et sont constatables par la douleur réveillée quand on pince le muscle. En même temps, dit cet auteur, on voit apparaître une légère tuméfaction du muscle en rapport avec la contraction ; il y a une véritable crampe rudimentaire. Or, des phénomènes absolument identiques sont souvent notés dans la tuberculose. La percussion des masses musculaires sous et sus-épineuses et sous-claviculaires provoque une douleur qui constitue un symptôme auquel on attache une certaine importance.

Ces troubles de la sensibilité générale peuvent se compliquer de phénomènes anormaux du côté de la sensibilité sensorielle : dans les deux cas nous relevons l'existence de bourdonnements d'oreilles, de variation dans l'acuité visuelle.

Les troubles moteurs sont beaucoup plus rares dans la chlorose que dans la tuberculose.

Par contre, il est plus important d'examiner l'apparition dans les deux maladies de syndromes névrosiques et psychiques.

Les chlorotiques sont très souvent des hystériques. La pathogénie de l'hystérie est une chose fort complexe que les auteurs ne s'accordent pas à reconnaître et qui n'est probablement pas univoque. L'hystérie est la manifestation sur un système nerveux prédisposé de causes générales d'infections ou d'intoxications, de mauvais fonctionnement de l'organisme. C'est là une manière de voir toute montpelliéraine, enseignée par M. Grasset et soutenue plus récemment par M. Vires : « Les prétendues maladies du système nerveux ne sont que des syndromes de manifestations d'état généraux », dit ce dernier auteur.

« Il n'y a pas de névrose idiopathique, essentielle formant maladie, dit M. Grasset ; elles sont toutes symptomatiques depuis la migraine jusqu'à l'épilepsie elle-même ».

Dans un travail paru en 1884 sur les rapports de l'hystérie avec la diathèse tuberculeuse, M. le professeur Grasset a mis en évidence les variétés pathogéniques entre la tuberculose et l'hystérie. Les 44 observations qui se trouvent dans cette publication sont divisées en un certain nombre de groupes, suivant : 1° que l'hystérie a été la seule manifestation tuberculeuse ; 2° que les manifestations névrosiques et pulmonaires étaient soit simultanées soit consécutives. M. Grasset conclut :

« La tuberculose est, comme toutes les diathèses, une maladie essentiellement générale et constitutionnelle. Les névroses en général, et l'hystérie en particulier peuvent être la manifestation directe de l'affection diathésique. »

Nous savons aujourd'hui combien il faut considérer comme susceptibles d'être tuberculeuses, les hemoptysies qu'on a signalées chez les hystériques.

En somme, l'hérédité tuberculeuse par la dystrophie qu'elle entraîne chez les descendants peut se traduire non pas seulement par une tuberculose pulmonaire ou viscérale, mais aussi par de la chlorose ou de l'hystérie.

La parenté donc de ce syndrome névrosique avec la tuberculose d'une part et la chlorose de l'autre, est une preuve de plus de la relation qui doit relier ces deux dernières maladies.

La neurasthénie est également un syndrome précurseur de la tuberculose ; elle se retrouve aussi dans la chlorose.

« La neurasthénie, avec ses stigmates de céphalée, d'asthénie, neuro-musculaire, rachialgie, dépression cérébrale, troubles gastro-intestinaux, insomnie, précède souvent la tuberculisation pulmonaire » (Vergely, Congrès de Montpellier.) « Méfiez-vous du diagnostic trop facile de neurasthénie, dit Mathieu. Cherchez chez vos malades s'il n'existe pas une perturbation grave et profonde de la nutrition, et en particulier craignez le début d'une tuberculose. »

La neurasthénie, comme l'hystérie, comme toutes les névroses, doit en effet être considérée comme le résultat, sur un système nerveux spécial, d'un vice de fonctionnement de l'organisme. A ce titre elle peut exister dans les deux affection qui nous intéressent.

Voilà, croyons-nous, suffisamment de preuves cliniques établissant par l'existence de chaînons intermédiaires communs que la chlorose et la tuberculose doivent être classées dans deux cadres voisins ayant plusieurs points de transition.

En est-il de même pour le chlorobrightisme; cette forme un peu à part de la chlorose. Nous avons vu dans le chapitre précédent que cette forme nouvelle ne fait pas exception. Il semble d'ailleurs à priori qu'il doive en être ainsi. On ne s'expliquerait pas pourquoi alors qu'une maladie, la chlorose, présente des relations certaines avec une autre, la tuberculose, une forme de la première se distinguerait par un antagonisme qui n'existait pas précédemment ; d'autant plus que cette variété de chlorose ne se différencie que par des manifestations rénales plus fortement accentuées. Il faudrait alors admettre que la sclérose rénale, la néphrite chronique des chloro-brightiques, suffirait non seulement à annihiler l'action prédisposante de la chlorose à l'égard de la tuberculose, mais aussi à créer une sorte d'antagonisme, une immunité salutaire.

Or, lorsque l'on étudie les manifestations rénales de l'imprégnation tuberculeuse de l'organisme on admet qu'à côté de la tuberculose rénale, qui n'est autre chose que la localisation de la maladie et du bacille au niveau de cet organe, il existe du fait même de l'intoxication géné-rale produite par la maladie même à son début, une néphrite banale souvent légère que l'on appelle la néphrite chez les tuberculeux. Cet état de sclérose par avance du rein est dû à l'élimination des toxines ; il est à rapprocher de l'état analogue du rein chlorobrightique dû également au passage de substances toxiques et irritantes.

D'ailleurs on sait depuis quelque temps quelle importance il faut attribuer à des troubles urinaires qu'on croyait jusqu'à présent physiologiques et passagers (Teissier). L'albuminurie dite orthostatique est actuellement considérée comme étant très probablement l'indice d'une imprégnation bacillaire.

Donc la seule différence qui existait entre la chlorose et le chlorobrightisme, la *néphrite*, n'est pas, comme nous venons de l'établir, un facteur d'immunisation à l'égard de la tuberculose. L'existence du chlorobrightisme aura toutefois comme conséquence, la modification de certains symptômes (hypertension) ou l'apparition d'autres manifestations, qui avaient semblé au premier abord devoir être défavorables à l'apparition de la tuberculose.

OBSERVATIONS

OBSERVATION PREMIÈRE

Due à l'obligeance de M. le professeur agrégé Gaussel

Marie B..., 22 ans, domestique, entre le 1ᵉʳ février 1903, à l'hôpital Suburbain, dans le service de M. le professeur Grasset. C'est une jeune fille de constitution robuste, nullement amaigrie, au visage plutôt pâle avec légère décoloration des lèvres, mais sans le faciès chlorotique avec reflets verdâtres.

Antécédents personnels. — Une première fois, à l'âge de 14 ans, puis à l'âge de 19 ans, elle a été traitée comme anémique ; elle éprouvait alors des céphalées, de la gastralgie et s'essoufflait facilement.

Pas de maladie aiguë antérieure.

Rien d'intéressant dans les antécédents héréditaires.

La maladie pour laquelle elle entre à l'hôpital remonte à quelques mois.

Elle éprouve de la fatigue facile, s'essouffle au moindre effort et a perdu l'appétit. Elle n'a pas maigri cependant.

L'examen des divers appareils permet de constater les symptômes suivants :

Appareil respiratoire. — Dyspnée d'ascension et d'effort, pas de crises de dyspnée spontanée, ni toux ni expectoration ; pas de signes stéthoscopiques nets, à peine un peu de différence dans la respiration entre les deux sommets.

Appareil circulatoire. — Quelques palpitations, mais rares ; impulsion cardiaque assez forte, souffle extracardiaque, sus-apexien et méso-systolique ; léger souffle d'anémie dans les vaisseaux du cou. Tension artérielle prise à la radiale avec l'appareil de Potain : 16 à 17 divisions. Pulsations 81. Œdème malléolaire bien marqué, surtout le soir ; œdème léger des paupières et bouffissure du visage.

Appareil urinaire. — La malade déclare uriner beaucoup et souvent, surtout la nuit (elle doit se lever une ou deux fois). Les urines renferment des traces dosables d'albumine, une quantité de chlorures à peu près normale (8 gram.) ; l'urée y est diminuée, 18 gram. par vingt-quatre heures.

Système nerveux. — Céphalée peu intense, mais presque constante ; névralgies fréquentes (en particulier névralgie faciale), vertiges ; quelques crampes dans les jambes la nuit, eryesthésie marquée aux membres inférieurs. La malade n'éprouve pas de fourmillements dans les extrémités et n'a jamais eu le « doigt mort ».

Appareil digestif. — Diminution de l'appétit, quelques gastralgies sans relation avec les repas, constipation habituelle.

Appareil génital. — Règles assez abondantes et régulières, pas de dysménorrhée.

État général. — Pas d'amaigrissement, pas de fièvre, ni de sueurs nocturnes.

En présence de ce tableau symptomatique, M. le professeur Grasset porte le diagnostic de chloro-brightisme. Les signes de chloro-anémie sont incontestables, les symptômes tirés de l'examen des urines et de l'analyse des petits accidents du brightisme ne laissent aucun doute sur la participation d'un élément rénal.

Prescription. — Régime ordinaire au repas de midi ; régime lacté le soir. Injections de cacodylate de soude.

Après un séjour d'un mois environ, cette jeune fille quitte le service, très améliorée, en état de reprendre sa place de domestique.

Elle revient à l'hôpital un an après, le 30 janvier 1907. Depuis quelques mois la lassitude du soir est revenue avec des céphalées fréquentes ; en même temps la malade tousse, est facilement essoufflée ; elle ne crache pas : il n'y a pas eu d'amaigrissement apparent.

Au moment de son entrée, elle raconte que depuis une semaine environ ses jambes se sont enflées ; les mains elles-mêmes sont œdémateuses ; sur les membres inférieurs ont apparu des petites taches ecchymotiques bleuâtres qui tendent aujourd'hui à pâlir et à disparaître. La céphalée est persistante et il y a de la fièvre atteignant 38°5 le soir.

Depuis le début de cette phase aiguë, les urines sont rares, foncées, légèrement albumineuses, elles renferment seulement 19 grammes d'urée et 2 gr. 50 de chlorures le 1er février (pour les 24 heures).

La malade étant mise au régime lacté, vomit tout ce qu'elle prend et, de plus, il y a de la diarrhée.

L'examen du thorax à cette période permet de constater au sommet droit des signes d'induration (inspiration obscure, expiration rude et prolongée) et à la base, du même côté, quelques frottements.

Ces signes stéthoscopiques, joints à la fièvre, attirent l'attention sur l'appareil respiratoire et dès ce moment

l'association de la bacillose avec le syndrome chlorobrightique est envisagée avec attention.

Après une période où les phénomènes gastro-intestinaux
semblent prédominer (vomissements et diarrhée) et qui
cessent par la diète hydrique soigneusement observée
pendant 24 heures, l'évolution de la maladie est celle
d'une bronchite aiguë avec prédominance aux sommets
surtout à droite, et avec complication rénale. Dès que la
malade peut recueillir quelques crachats, l'examen bacté-
riologique y fait découvrir les bacilles de Koch, ce qui
confirme le diagnostic de tuberculose pulmonaire. L'évolution continue à être fébrile, la température monte à 38°
ou 38°5 le soir et redescend à 37° le matin, mais l'état
général se maintient assez bon.

Le traitement de la tuberculose par la viande crue, la
suralimentation, les injections de cacodylate, les pointes
de feu, etc., est constitué très régulièrement. Dès la fin
du mois de février, cette jeune fille se lève et peut passer
une partie de ses journées sur une chaise longue en plein
air.

Quand elle sort de l'hôpital, au mois de mai, l'état
général s'est maintenu assez bon ; elle a cependant
un peu maigri et la lésion du sommet droit n'a pas rétro-
cédé.

A l'auscultation, on entend des râles humides surtout
à la toux.

Il y a même quelques petits râles disséminés au sommet
gauche. Les urines renferment toujours de l'albumine en
petite quantité ; elles sont abondantes et il existe de la
pollakiurie. Le pouls, même pendant les périodes apyré-
tiques, est à 84, la malade étant couchée, la t   sion artérielle est seulement de 13 cent. 1/2.

A sa sortie de l'hôpital, cette jeune fille est allée à

la montagne, nous n'avons plus de renseignements sur
elle.

OBSERVATION II

Due à l'obligeauce de M. le professeur-agrégé Gaussel

Jeanne D..., 17 ans, employée de magasin, entre le
20 avril dans le service de M. le professeur Grasset.

Avant d'entrer à l'hôpital, cette jeune fille est venue
pendant 2 ans à la consultation gratuite faite par M. le
professeur agrégé Vedel, aussi avons-nous eu des renseignements précis sur la première phase de sa maladie.

Elle a une sœur, plus âgée qu'elle, qui est restée anémique pendant plusieurs années, au moment de la puberté,
et a parfaitement guéri.

Quand elle est venue consulter pour la première fois,
il y a environ 2 ans, notre malade se plaignait de céphalées fréquentes, de lassitude générale. Elle ne toussait
pas, mais éprouvait de la dyspnée au moindre effort.
L'appétit était capricieux, il y avait de la constipation
habituelle. Les règles, peu abondantes, venaient très irrégulièrement depuis l'âge de 13 ans, époque de leur instal-
lation.

A ces symptômes d'anémie, que confirmait encore la
pâleur des téguments et la décoloration des muqueuses,
se joignaient des signes très nets de petit brightisme :
pollakiurie surtout nocturne, urines abondantes et légèrement albumineuses, crampes dans les jambes, phénomènes du « doigt mort », sensation d'engourdissement
des doigts, vertiges, troubles légers de la vue, œdèmes
malléolaires, bouffissure des paupières le matin.

Le diagnostic de chloro-brightisme n'était pas douteux
et le traitement institué par M. Vedel à cette époque

(régime lacto-végétarien) prouve l'importance attachée à la complication rénale.

Pendant la durée de sa maladie, la malade n'a pas maigri et n'a jamais eu de fièvre.

Quand elle est entrée dans le service de M. Grasset, en avril 1901, le tableau du chloro-brightisme, tel que nous l'avons indiqué, se retrouvait au complet chez notre malade; mais de légères hémoptysies étant survenues quelques jours avant son hospitalisation, l'attention était de suite attirée sur la possibilité d'une complication tuber-culeuse.

A l'examen de l'appareil respiratoire on note: en avant, sous la clavicule droite, un peu de submatité, de l'exa-gération des vibrations, une respiration à peu près nor-male.

En arrière, au sommet, de l'obscurité respiratoire et quelques frottements pleuraux; à la base, de la submatité et de l'obscurité respiratoire. Cette localisation des signes stéthoscopiques au sommet et à la base fait supposer une tuberculose au début, que l'absence d'expectoration ne permet pas de contrôler par la recherche du bacille de Koch.

Du côté de l'appareil cardio-vasculaire, il faut signaler des palpitations, un souffle très intense dans les vaisseaux du cou, surtout à gauche; la tension artérielle est assez élevée (17 centimètres à l'appareil Potain), le pouls à 81 pulsations.

Les œdèmes malléolaires et à la face sont bien mar-qués. Les urines renferment des traces d'albumine, l'urée y est diminuée (17 grammes par 24 heures), les chlorures en quantité normale (12 grammes).

Les premiers temps cette malade est mise au régime des chloro-brightiques avec injections de cacodylate de

soude. Son état général reste bon, il n'y a pas de fièvre ni
d'amaigrissement bien marqué. (Elle pesait 50 kilogr. le
1er mai, elle pèse 49 k. 725 le 1er juillet). Pendant le courant du mois de juin la toux est un peu plus fréquente et
il y a un peu d'expectoration. L'examen des crachats y
décèle des rares bacilles de Koch, ce qui confirme le diagnostic de tuberculose.

Cependant il n'y a pas diminution de la tension artérielle qui est toujours de 27 centimètres à l'appareil de
Potain. Le nombre des pulsations est de 76 à la minute.

Cette jeune fille a quitté le service et est partie pour la
campagne le 1er juillet.

OBSERVATION III

(Hanot. *Presse médicale*, 1899)

Lec... (Léontine), 19 ans, entrée le 22 septembre 1893
à l'hôpital Saint-Antoine, salle Grisolle, n° 16 *bis*.

Père mort à 49 ans ; mère morte à 29 ans, de phtisie
pulmonaire.

Quatre frères : deux morts de tuberculose pulmonaire;
deux de méningite.

Quatre sœurs, mortes également de phtisie ou de méningite.

Pas de manifestations scrofuleuses dans l'enfance.
Réglée irrégulièrement dès 13 ans. Aménorrhée à partir
de 15 ans. Présente à son entrée tous les signes de la
chlorose. Diminution du murmure vésiculaire au sommet
pulmonaire droit. Souffle continu avec redoublement dans
les vaisseaux du cou. Sortira dans quelques jours, améliorée par le traitement ordinaire.

Observation IV

(Hanot, *idem*)

Nits... (Berthe), 18 ans, domestique. Entrée le 10 octobre 1893, salle Magendie, n° 13 *bis*.

Père mort tuberculeux. Mère tuberculeuse.

Dans l'enfance, adénites cervicales; impétigo du cuir chevelu; blépharite ciliaire. Règles à 13 ans; menstruation irrégulière. A cette époque, elle est déjà domestique. A la même époque éclatent violemment les manifestations de la chlorose : palpitations, essoufflements ; syncope ; perte de l'appétit et des forces; œdème des jambes le soir. A 18 ans, fièvre typhoïde qui dure longtemps; depuis, état chlorotique aggravé. La malade entre à l'hôpital très affaiblie, presque cachectique, avec aspect spécial de la chlorose intense. Bruit musical très développé dans les vaisseaux du cou. Au bout d'un mois et demi de traitement, l'état général est bien meilleur. Nits... est encore dans la salle.

Observation V

(Hanot, *idem*)

Ligo... (Eugénie), 20 ans, employée. Entrée le 10 novembre 1893, salle Grisolle, n° 1 *bis*.

Son père est mort tuberculeux à 49 ans. Sa mère est bien portante.

Réglée à 17 ans et demi. Pneumonie à 18 ans. Depuis Ligo.. a commencé à ressentir les premiers symptômes de la chlorose. Elle a continué sans se soigner son emploi fatigant de demoiselle de magasin. A son entrée, elle présente tous les signes classiques de la chlorose : pâleur des téguments ; palpitations ; essoufflements ; bruit musical dans les vaisseaux du cou.

On la maintient au lit et on lui administre le protoxalate de fer. Aujourd'hui, après vingt jours de traitement, Ligo... va bien. Elle n'est plus pâle ; elle a recouvré les forces et l'appétit. Le bruit musical est moins accusé.

Observation VI

(Hanot, *idem*)

Hern... (Léocadie), 25 ans, domestique. Entrée le 7 novembre 1893, salle Grisolle, n° 17 *bis*.

Père et mère bien portants.

Adénites cervicales suppurées dans l'enfance. Cicatrices nombreuses. Constitution débile. Taille petite ; thorax déformé. Réglée à 12 ans ; menstruation toujours irrégulière. A 17 ans, domestique ; surmenage ; apparition des symptômes chlorotiques ; améliorations et rechutes successives. A son entrée à l'hôpital, après une trève de trois ans, on note, avec les signes de la chlorose, l'existence d'un rétrécissement mitral, probablement d'origine congénitale.

Observation VII

(Thèse de Poujol, Montpellier, 1901)
Chlorose chez une malade porteuse d'un rétrécissement mitral

N... (Virginie), 17 ans, domestique, se présente à la consultation gratuite, le 10 novembre 1900.

Antécédents héréditaires. — Probablement tuberculeux ; tante sûrement tuberculeuse.

Antécédents personnels. — N'a jamais été malade avant l'apparition de ses règles : la malade se plaint depuis cette époque.

Réglée à 13 ans, les règles ont cessé depuis deux mois ; elles avaient aussi disparu d'avril à juillet 1900.

La malade se plaint de maux de tête, de maux d'estomac et surtout d'une grande faiblesse.

Facies subictérique, lèvres décolorées, paupières bouffies, œdématiées.

Langue saburrale, sensation de pesanteur à l'épigastre après le repas ; souvent douleur assez vive à cette région ; anorexie ; digestion pénible, mais jamais de vomissements ; alternative de constipation et de diarrhée.

Dyspnée à la moindre fatigue ; une marche rapide cause un grand essoufflement, la malade est obligée de s'arrêter.

Les maux de tête sont fugaces ; névralgie temporale du côté droit, obnubilation intellectuelle à certains moments de la journée.

Ne tousse pas, ne crache pas.

Pas de douleur à la miction, urine peu et rarement, n'a jamais eu les jambes enflées ; crampes aux mollets ; fourmillements aux jambes ; eryesthésie.

Pouls. — Faible, petit ; artère petite.

Cœur. — Région précordiale soulevée ; frémissement présystolique, qui débute à la fin de la diastole et augmente progressivement jusqu'au début de la systole ventriculaire ; roulement diastolique de Durozier, qui a son maximum à la pointe ; dédoublement du second bruit.

Veines. — Au niveau des jugulaires, bruit de rouet, souffle continu et non intermittent comme celui des artères.

Rate. — Pas d'hypertrophie.

Poumon. — L'auscultation donne, aux sommets droit

et gauche, de l'obscurité respiratoire prolongée en avant.

Estomac. — Légère dilatation.

Urines. — Traces d'albumine au mois d'août 1900.
Actuellement rien. (La malade a déjà fait un séjour à
l'Hôpital Suburbain.)

OBSERVATION VIII

Thèse de Pujol (Idem).

(Chloro-anémie symptomatique d'une tuberculose).

A... Emilie, 16 ans, brodeuse, née à Roquefort (Aveyron), domiciliée à Montpellier.

Antécédents héréditaires. — Nul au point de vue tuberculose. Réglée à 14 ans et demi ; les règles ont cessé
depuis deux mois.

Antécédents personnels. — Rougeole, mal de Pott ;
application de trois appareils plâtrés dans le service de
M. le professeur Estor.

Se plaint surtout de céphalées intenses. Appétit capricieux ; anorexie, constipation. Faiblesse générale.

Bourdonnement d'oreilles, vertiges, caractère irritable.
Dyspnée, essoufflement facile.

Teint subictérique; pâleur de la peau et des muqueuses.
Règles peu abondantes, n'occasionnant pas de douleurs.
N'a jamais eu les jambes ni les paupières enflées.

Pouls. — A peu près normal ; un peu faible.

Poumons. — Droit et gauche, respiration rude et soufflante à l'inspiration et à l'expiration ; base gauche :
submatité ; sommet gauche : expiration prolongée.

Artères. — Sont petites.

Veines. — Aux jugulaires, on entend très nettement un
souffle cardio-vasculaire ou bruit de rouet ; souffle continu, sans paroxysme.

Cœur. — Tachycardie ; à la pointe : roulement présystolique ; premier bruit commençant avec la diastole, se
prolongeant avant la systole, symptomatique d'un cœur
petit ; roulement diastolique et dédoublement du second
bruit.

OBSERVATION IX

Thèse de Pujol (Idem)

(Anémie symptomatique de la tuberculose.)

N... Emilie, 15 ans, couturière, née à Fondamente
(Aveyron), domiciliée à Montpellier.

Antécédents héréditaires. — Frère mort de méningite
tuberculeuse ; autre frère mort de convulsions ; père nettement tuberculeux ; mère bien portante.

Antécédents personnels. — Rougeole, urticaire. Réglée
à 14 ans et demi. Le dernier mois, au mois d'octobre,
les règles ont cessé.

Se plaint d'une faiblesse générale ; anorexie avec vomissements nocturnes ; aigreurs d'estomac ; hoquet ; céphalées fugaces.

Ne tousse pas en ce moment, s'enrhume facilement en
hiver.

Sensation de froid après les repas, dyspnée, étourdis-
sements ; essoufflement facile.

Les paupières sont quelquefois enflées ; le faciès est
pâle, les muqueuses sont décolorées, mais le teint n'a
rien de subictérique ni de verdâtre qui rappellerait le
faciès chlorotique.

Pouls. — Très peu rapide, artères normales.

Cœur. — Pas de choc à la pointe ni de souffle.

Au cou, bruit de rouet, souffle symptomatique de l'anémie.

Poumon. — Au sommet gauche, respiration soufflante aux deux temps, submatité, expiration prolongée. L'examen du poumon gauche et les signes cardio-vasculaires nous font conclure à une anémie symtomatique de tuberculose.

OBSERVATION X

Papillon (Thèse de Paris, 1897)

Pet... (Augusta), 17 ans, blanchisseuse. Père mort de tuberculose à 44 ans, mère et six frères et sœurs bien portants.

Pas d'antécédents pathologiques personnels.

Réglée à 14 ans; mal réglée.

Entre pour la première fois en septembre 1891 dans le service de M. le professeur Potain (salle Piorry, n° 24) où elle fut considérée comme chloro-anémique pure.

Je transcris textuellement dans l'observation recueillie par mon prédécesseur M. Chodier.

« 26 septembre 1891. — Pouls, 68 ; P. A. 11.

» Teint verdâtre peu prononcé ; frémissement continu dans les vaisseaux du cou ; souffle continu avec renforcement dans les vaisseaux du cou. Cœur relativement gros. Oreillette droite déborde un peu le sternum.

» Aucun souffle dans la région précordiale.

» Premier bruit du cœur : faible. Accentuation du deuxième bruit de l'artère pulmonaire. Respiration normale.

» Inappétence. Signe d'embarras gastrique léger.

» Pas de fièvre. »

Après une purgation qui fit disparaître l'embarras gastrique, la malade fut mise au traitement ferrugineux (4 dragées Rabuteau par jour).

Le 11 octobre : poids, 58 kilogrammes.

Le 14 octobre : amélioration de l'état dyspeptique. Six dragées Rabuteau par jour.

Le 13 novembre 1894, veille de la sortie de la malade, on ne signale toujours aucun signe pulmonaire suspect. La chlorose ne s'est pas améliorée ; le poids a cependant augmenté (60 kilos), de 1 kil. 1/2 en un mois. Pendant tout son séjour, la malade fut donc considérée comme une chlorotique vraie. Malheureusement nous n'avons pu retrouver les résultats de l'examen du sang qui dut être pratiqué à cette époque par notre collègue.

La malade rentre de nouveau dans le service le 2 mars 1897.

Elle présente quelques troubles nerveux (cauchemars, insomnies, exagération des réflexes, secousses électriques) qui semblent pouvoir être attribués à un abus professionnel (la malade est blanchisseuse, à Paris), de café noir.

Elle tousse depuis trois mois ; toux sèche un peu quinteuse, surtout le matin et après les repas.

Un mois avant son entrée, application de deux vésicatoires aux sommets, sans amélioration aucune.

Depuis la même époque (un mois, soit commencement de février) amaigrissement, transpiration nocturne.

La malade est examinée par M. Potain le 3 mars ; on retrouve le teint pâle du premier séjour ; le souffle jugulaire intense, avec renforcements (cependant pas de frémissement à la main), la dilatation du cœur droit.

La pression artérielle est toujours basse ; 11 centimètres de mercure.

Pouls 64 ; température (axillaire) 37°4.

Jusqu'ici l'état physique semble peu modifié ; mais à

l'examen des poumons on constate un grand change-
ment.

Sous la clavicule droite : diminution de sonorité ; fosse
sus-épineuse et quart supérieur de la fosse sous-épineuse
du côté droit, submatité, élévation de la tonalité à la
percussion ; faiblesse du murmure vésiculaire ; dans les
grandes inspirations, quelques craquements secs.

Poids : 58 kilogrammes.

Examen du sang : Hémoglobine 6 1/4, soit à peine la
moitié du chiffre normal, donné par l'hémochromomètre
Potain-Malassez.

Globules rouges : 3.310.000 par millimètre cube (au
lieu de 4.500.000, chiffre normal).

Globules blancs : 1 p. 81 globules rouges.

L'examen radioscopique (aux rayons X) fait à l'aide de
l'écran fluorescent, confirme l'existence d'une condensa-
tion du sommet droit.

L'état général de la malade s'améliore lentement, sous
l'influence du repos et de la médication arsénicale.

Dans le courant d'avril, la pression artérielle tombe à
9 cent. et quinze jours plus tard la malade présentait une
poussée congestive fébrile du côté du sommet droit ;
cette poussée terminée, la pression remonta à 10 1/2.

Ajoutons que la spirométrie n'avait révélé qu'une
capacité respiratoire de 2 litres. Et que le périmètre thoracique était de 79 cent. 1/2, soit notablement inférieur à
la demi-taille, 81 centimètres.

OBSERVATION XI

Papillon, idem. (Thèse de Paris, 1897)

Pr... (Marie), 17 ans, fleuriste, originaire de la Creuse, à Paris depuis l'âge de 10 ans.

Elle entra dans le service le 13 mai 1896 pour phénomènes de chlorose avec dyspepsie ; elle en ressortit en juillet, sans avoir rien présenté de suspect au point de vue tuberculeux. Dans la note recueillie alors par mon collègue Nobécourt, je ne trouve qu'un point noir : la pression artérielle ne fut jamais trouvée supérieure à 14. La malade entra dans le service le 7 avril 1897. Elle toussait, maigrissait, transpirait la nuit, le tout depuis un mois seulement. Elle entrait surtout pour des adénopathies du cou, de l'angle du maxillaire inférieur des deux côtés et préauriculaire gauche. D'ailleurs, état de malaise général, perte des forces. Température (axillaire) dépassant 38°5 et souvent 39 degrés tous les soirs.

Pression artérielle : 13 à l'entrée, 12 le lendemain. Le sommet gauche présentait des signes très nets d'infiltration avec début de ramollissement.

Nous n'insisterons pas sur les détails de la lamentable histoire de la malade, qui devait succomber le 18 juin, après avoir présenté, le 2 juin, les signes d'un pneumothorax gauche, et pendant les trois dernières semaines, une diarrhée incoercible et des phénomènes méningitiques. Nous retiendrons que l'infection tuberculeuse s'était annoncée près d'un an à l'avance (mai 1896) par l'abaissement anormal de la pression artérielle, malgré l'absence complète de tout signe stéthoscopique suspect.

CHAPITRE IV

DIAGNOSTIC DIFFÉRENTIEL. — SIGNES DE PHTISIE CHEZ LES CHLOROTIQUES

L'importance du diagnostic différentiel entre la chlorose vraie et l'anémie prétuberculeuse est considérable, non pas seulement au point de vue pronostic, mais aussi thérapeutique.

Ce diagnostic n'est pas toujours très aisé. Le début de l'infection tuberculeuse est toujours, à cause des différents aspects sous lesquels il se présente, bien délicat à dépister. Lorsqu'il s'agit de le découvrir chez une chlorotique, la difficulté est encore plus grande. En effet, nous avons vu dans le chapitre précédent combien sont nombreuses les manifestations communes dans les deux maladies. La toux, l'essoufflement, les troubles dyspeptiques se rencontrent dans les deux cas. Toutefois, l'intensité de ces symptômes, l'apparition d'autres nouveaux tenant plus spécialement de la tuberculose, vont constituer un faisceau de preuves en faveur de l'infection bacillaire. En somme, il n'y a pas un signe pathognomonique suffisant ; le diagnostic est le résultat d'un ensemble de signes convergents, signes qui n'ont une certaine importance que par leur association. Il y a là une question de clinique, d'impression générale qui tient de la pratique plus ou moins grande du médecin traitant. A côté de ce diagnostic clinique, les progrès de la bac-

tériologie et de la pathologie générale, nous ont fait béné-
ficier d'un certain nombre de moyens de laboratoire qui,
le cas échéant, peuvent nous servir. Ces moyens de laboratoire doivent étayer la clinique et lorsqu'ils sont en
contradiction avec elle, doivent passer au second plan,

I. Modifications du facies. — L'importance de la *modification du facies* et de *l'habitus externe* n'a pas
échappé aux divers auteurs depuis déjà fort longtemps.
Toutes les fois qu'une maladie quelconque, due à une
infection ou à une intoxication, atteint profondément l'organisme, elle imprime à l'aspect extérieur un ensemble
de particularités qu'on désigne sous le nom d'habitus.
L'étude de l'habitus a été plus approfondie par les anciens
cliniciens qui ne possédaient pas à leur époque tous les
moyens d'investigation dont nous sommes pourvus.

Déjà Hippocrate avait relevé le facies pâle verdâtre des
chlorotiques : χλωρα χλωρατα disait-il ; les muqueuses
sont pâles, les oreilles diaphanes ; le visage pâle exprime
une langueur et une tristesse toute particulière ; les yeux
sont cernés, les paupières un peu gonflées. Ce masque
jaune-verdâtre est animé par des yeux brillants, chan-
geants, des yeux de poupée, disait Peter. Souvent, sous
l'impression d'une émotion ou d'une sensation un peu
violente, ce visage se colore brusquement, les pommettes
deviennent rouges alors que le pourtour de la bouche et
du nez, les paupières supérieures gardent leur aspect
cireux ordinaire.

Le facies de l'anémique prétuberculeux n'est pas tout à
fait le même : ici les traits sont plus tirés, l'amaigrissement précoce a déjà mis son empreinte sur le visage en
faisant ressortir le squelette osseux ; le teint est tout différent : c'est une coloration pâle sans reflets verdâtres, un

peu la pâleur des utérines et des ovariques, un teint que Constantin Paul désignait sous le nom de jaune de vessie. Souvent la chlorotique tuberculeuse présente les stigmates de la scrofule : gros nez, grosses lèvres, anciennes cicatrices d'adénite.

II. AMAIGRISSEMENT. — Plus important et plus saisissable, plus facile à contrôler et à mesurer, est l'amaigrissement.

Rarement une chlorotique vraie est maigre ; le plus souvent elle est même grasse ; cet état de léger embonpoint ne doit pas être confondu avec les bouffissures qu'elle présente parfois ; il peut être constaté par des pesées successives.

Une chlorotique qui maigrit malgré une alimentation suffisante doit être considérée comme tuberculeuse ou tout au moins comme candidate prochaine. Les pesées doivent être faites régulièrement tous les 15 jours dans des conditions toujours les mêmes.

M. Bouchard désigne sous le nom de corpulence le rapport $\frac{Poids.}{Taille.}$ Ce rapport doit être chez la femme normale aux environs de 3,9. Toute personne ayant une corpulence au-dessous de 3,1 doit être considérée comme maigre. Or de nombreuses mensurations faites par Papillon ont montré que l'amaigrissement, la diminution de la corpulence au-dessous de 3,1 était noté chez des personnes à tendances tuberculeuses.

Ces données doivent être rapprochées des résultats fournis par la mensuration thoracique avec lesquels elles concordent : chez une jeune fille saine, en prenant soin d'éviter la cause d'erreur due à la saillie des seins, en expiration moyenne, le périmètre thoracique doit être supérieur ou au moins égal à la demi-taille.

III. Fièvre.— Une autre manifestation de l'atteinte de l'état général par la tuberculose réside dans l'existence d'une *légère poussée fébrile vespérale*. On a considéré ce signe comme ayant une importance considérable et, de fait, il doit en être ainsi. Toutefois Mollière, de Lyon, et son élève Leclerc ont signalé des cas de chlorose fébrile. Cette forme de chlorose, rare il est vrai, évolue avec une fièvre subcontinue. Elle serait due. d'après Hayem à un état anémique très prononcé.

Parmi ces signes de probabilité de la tuberculose, et à côté des poussées fébriles déjà signalées, il nous faut noter les troubles de la calorification. D'après Daremberg et Penzoldt une marche de une heure suffit à faire monter la température de 4 à 5 dixièmes de degré chez un individu antérieurement apyrétique. D'après Gassin (Thèse de Bordeaux, 1905), même en l'absence d'une véritable ascension fébrile, l'instabilité de la température à l'occasion des alternatives de repos et de fatigue est plus grande chez le tuberculeux que chez l'homme sain (Achard, Diagnostic précoce de la tuberculose. Congrès de la tuberculose 1905).

Hutinel a montré que cette sensibilité thermique des tuberculeuses se manifeste à la suite d'une simple injection de sérum, qui n'a pourtant pas l'action spécifique de la tuberculine ; Sabourin a attiré l'attention sur l'existence d'une légère fièvre de un ou deux jours au moment des périodes menstruelles, même tout à fait au début de la tuberculose. Or, nous ne trouvons rien de pareil dans la chlorose vraie.

IV. Appareil respiratoire.— Les manifestations que l'on relève du côté de l'appareil respiratoire présentent une importance beaucoup plus considérable.

La *toux* n'offre en elle-même aucune valeur diagnostique ; on la note dans la chlorose aussi bien que dans la tuberculose ; toutefois sa persistance et sa coexistence avec d'autres signes suspects doivent mettre en éveil l'esprit du clinicien.

Nous avons vu précédemment qu'on avait décrit des *hémoptysies* chez les chlorotiques ; pourtant l'apparition de ce symptôme a toujours été considérée comme un signe d'une grande valeur dans le diagnostic de la tuberculose. En réalité il faut avec Hutinel et Grancher considérer comme suspecte toute hémoptysie qui ne reconnaît pas pour cause une affection cardiaque. L'hémoptysie de la chlorose est très rare, très légère, constituée à peine par quelques filets sanguins ; celle de la tuberculose est beaucoup plus abondante et se répète plus souvent.

La spirométrie consiste dans la mesure de la capacité respiratoire maxima. Après une inspiration profonde et forcée, le sujet expire totalement tout son air dans un appareil spécial dit le spiromètre. Il ne reste dans le thorax, après cette expiration forcée, que l'air résidual. Or, les recherches d'Hutchinson, de Verdin, de Potain ont montré que la capacité normale est d'environ 3 litres. Dans la tuberculose, cette limite va en diminuant avec l'intensité des lésions.

Les signes physiques constatés par l'examen de l'appareil respiratoire peuvent, à un moment donné, prendre une grande importance.

Il nous faut signaler à l'inspection l'amaigrissement localisé, l'*amyotrophie limitée des muscles du thorax.* L'anémique tuberculeuse présente des creux sous-claviculaires bien marqués ; au niveau des fosses sous et susépineuses, l'atrophie des muscles sous-jacents creuse la région et fait ressortir le squelette. Dans la *Semaine médi-*

cale du 31 octobre 1900, nous trouvons signalée cette amyotrophie scapulo-thoracique comme signe révélateur de la tuberculose pulmonaire.

A ce symptôme il faut ajouter l'existence d'une hypéresthésie cutanée, d'une douleur localisée aux muscles du thorax lorsqu'on percute les régions sous-claviculaires et sous-épineuses. Ce symptôme, qui est signalé par Roussel dans la *Semaine médicale* 1900, est assez fréquemment observé. M. le professeur Carrieu insiste déjà depuis longtemps à ses visites sur la valeur diagnostique de cette manifestation.

A ce stade tout à fait initial de la tuberculose pulmonaire, nous ne croyons pas qu'on note déjà la submatité à la percussion. Mais un signe qui souvent la précède est la diminution de l'élasticité de la paroi thoracique. C'est une sensation perçue par le doigt percuté sur la valeur de laquelle M. Carrieu insiste beaucoup. Cette différence d'élasticité et même une différence de tonalité des sommets à la percussion, ont été rencontrées aussi dans la chlorose vraie; mais nous croyons qu'on doit quand même les considérer comme suspectes.

On ne peut pas passer sous silence les travaux de Grancher sur les premières modifications du murmure vésiculaire dans la tuberculose. L'opinion de M. Grancher est aujourd'hui admise par la majorité des classiques; les modifications qu'il a indiquées doivent être recherchées avec grande attention chez les chlorotiques.

L'inspiration devient *rude*, râpeuse et en même temps plus basse et plus grave. C'est le signe le plus précoce, bientôt suivi de modifications de l'expiration, qui devient prolongée, presque soufflante. Avec cette modification du rythme respiratoire, on constate une diminution du murmure vésiculaire, un léger degré d'obscurité respiratoire. Ces troubles respiratoires ne sont pas les seuls. Thomson a, le premier, fait remarquer l'existence d'une respiration saccadée, l'inspiration se faisant en plusieurs temps ; c'est l'inspiration en *crans*, signe d'une grande valeur, que Péter trouve « le plus important ».

Dans l'observation et surtout dans l'interprétation des signes que nous venons de signaler, il faut se rappeler « qu'à l'état normal, *surtout chez les femmes*, on peut percevoir au *sommet droit* un son plus obscur, une respiration plus rude, une expiration plus prolongée et même des vibrations plus intenses qu'au sommet gauche. » (Marfan.)

Plus tard, l'apparition de bruits adventices permettra d'affirmer sûrement l'éclosion de la tuberculose chez la chlorotique. Ces bruits ne sont autre chose que les craquements d'abord fins et secs, puis humides et de plus en plus gros. A l'exploration du thorax par les moyens physiques, s'ajoute aujourd'hui une exploration interne par les rayons de Röntgen (Achard). On utilise pour cela soit la radioscopie, soit la radiographie. On constate par ces deux méthodes une opacité relative des sommets, qui révèle une induration dès son début. Le diaphragme du côté malade présente une ampliation moindre, ce qui montre qu'il y a eu augmentation de la résistance du tissu pulmonaire ; enfin les ganglions médiastinaux et ceux du hile attestent par leur hypertrophie et par l'ombre qui en résulte un processus d'inflammation chronique qui est le plus souvent de nature tuberculeuse.

V. APPAREIL CARDIO-VASCULAIRE. — L'étude des symptômes *cardio-vasculaires* doit occuper dans le diagnostic différentiel de la chlorose et de l'anémie tuberculeuse une place tout à fait prépondérante.

5

On sait que dans la chlorose vraie on constate un certain nombre de manifestations cardio-vasculaires très caractéristiques ; on sait aussi que l'existence de lésions rénales dans le chlorobrightisme imprime à ces symptômes un cachet tout particulier. La tuberculisation de l'organisme d'autre part, par l'imprégnation de toxines dont elle s'accompagne, va agir sur l'appareil cardio-vasculaire en donnant naissance à des symptômes nouveaux qui seront à opposer avec ceux que l'on aura constatés dans la chlorose.

1° *Artères*. — Un premier point sur lequel nous voulons insister, réside dans les caractères du pouls chez les chlorotiques et chez les tuberculeuses. Déjà étudiée en 1891 par Andvord, cette question a été véritablement mise au point par Papillon. Chez des malades en imminence ou au début de la tuberculose, il signale :

a) L'invariabilité du pouls dans la position assise ou couchée : le nombre des pulsations est le même que le malade soit couché ou debout, pourvu que celui-ci soit examiné en dehors des périodes de digestion. Ce signe n'existe que dans la période tout à fait initiale ; il disparaît de bonne heure.

b) Le choc sanguin et l'impulsion artérielle présentent un peu la sensation du pouls de Corrigan sans avoir la plénitude du pouls des affections fébriles. Les Anglais nomment ce pouls *hurried*, voulant montrer par là l'impression de hâtif et de tressautant qu'il possède.

c) Si on mesure au moyen du sphygmomanomètre de Potain la pression artérielle au niveau de la radiale, on constate que celle-ci est diminuée chez les tuberculeux au début. L'appareil de Potain est gradué en millimètres de mercure. Le chiffre normal est de 15 à 16 ; or, dans la plus grande majorité des cas on trouve 13, 12, même 11 chez les anémiques prétuberculeuses. Au contraire, chez les chlorotiques vraies et surtout chez les chlorobrightiques on constate une hypertension manifeste atteignant un chiffre de 17, 18, même 20. Mieux encore, parmi nos observations, il en est où la tension était augmentée au début lorsque la malade était uniquement chlorotique ; à partir du moment où elle a commencé à présenter des manifestations tuberculeuses, la tension a diminué. Chez les chlorobrightiques la tension au moment de l'éclosion de la tuberculose sera la résultante de deux actions opposées, l'une hypertensive (brightisme), l'autre hypotensive (la tuberculose). Il ne faudra pas s'étonner de trouver à ces malades une tension normale, car cette tension est inférieure à celle qu'elles présentaient antérieurement. Papillon pense que cet abaissement de la tension peut précéder tout signe stéthoscopique et c'est pour cette raison qu'il le considère comme très important. Tel est le cas de la malade dont l'observation est rapportée au n° II. Lorsque un tuberculeux fera de la néphrite (Teissier, Plicque) il présentera de l'hypertension, mais cette hypertension sera plus faible que chez le malade brightique mais non tuberculeux.

d) Comme corollaire de cette hypotension des anémiques tuberculeuses, il faut noter la tendance à la tachycardie. L'augmentation du nombre des battements cardiaques est proportionnelle à la pression sanguine. Un pouls bradycardique indique l'hypertension ; au contraire, l'hypotension s'accompagne dans la majorité des cas de tachycardie. « La tachycardie est un phénomène tellement précoce, dit Faisans, qu'il peut passer pour un symptôme prémonitoire ».

« Toutes les fois qu'avec un amaigrissement qui ne s'ex-

plique par aucune déperdition excrémentitielle anormale, il
existe de la tachycardie, toutes les chances sont en faveur
d'une tuberculose imminente ou plutôt latente quant à
ses déterminations viscérales, mais qui fera son apparition
au bout d'un certain temps. C'est le virus tuberculeux, la
toxine, qui, avant toute localisation perceptible sur les
poumons, manifeste sa présence dans l'organisation par
de la tachycardie », dit M. Vires.

2° *Cœur.* — On connaît la constance des souffles
extra-cardiaques qu'on observe dans la chlorose au niveau
de la région précordiale. Ces souffles de la chlorose que
l'on trouve soit en plein ventricule, soit à la base du cœur,
souvent au niveau de l'orifice de l'artère pulmonaire, relè-
vent d'une pathogénie obscure sur laquelle nous n'avons
pas à nous étendre. Ils existent très souvent et présentent des caractères spéciaux : intensité, variabilité d'un
moment à un autre, ou selon la position du malade. Parfois on perçoit également un souffle au niveau de la pointe,
souffle mésosystolique. En somme, deux foyers de souffle dans la chlorose, à la base et à la pointe.

Lorsque la chlorose est accompagnée de rétrécissement
mitral on voit alors à ces souffles s'ajouter tous les signes
physiques de cette lésion orificielle, depuis le frémissement cataire jusqu'au souffle diastolique et le dédoublement du deuxième bruit. De même lorsque l'on se trouve
en présence d'un cas de chloro-brightisme à côté des souffles inorganiques de la chlorose, on enregistrera le
dédoublement du premier bruit ou bruit de galop.

3° *Veines.* — Les veines de la base du cou sont chez
les chlorotiques le siège de souffles sur la pathogénie
desquels on n'est également pas fixé. La simple palpation
de la pulpe du pouce entre les deux chefs du sternocléido-

mastoïdien, la tête étant tournée du côté opposé, fait percevoir surtout à droite une sorte de vibration continue, un frémissement cataire très particulier.

Le stéthoscope appliqué au même point permet d'entendre un frémissement, un bruit de rouet, bruit de diable continu à renforcement systolique. Parfois il est très accusé et peut prendre la tonalité d'un bruit de scie, d'autres fois il est musical. Si on comprime le stéthoscope suffisamment pour arrêter le cours du sang dans la veine, on n'entend plus le bruit de diable, mais un bruit râpeux, à timbre différent, qui correspond aux battements de la carotide. Ce bruit de diable rassurant, disait Peter, se trouve très rarement dans l'anémie tuberculeuse.

1° *Hématologie comparée de la chlorose et de la tuberculose.* — La chlorose est une maladie du sang ; son existence va entraîner une certaine modification, soit dans la composition de ce milieu, soit dans la structure de ses éléments. D'autre part la tuberculose, maladie générale, maladie infectieuse, occasionne une perturbation dans le sang. Il y a là deux états différents d'un même milieu, ce qui pourra servir dans l'établissement du diagnostic différentiel. L'examen du sang doit toujours être fait dans ces cas-là ; il sert à asseoir le diagnostic, à dépister certaines chloroses peu intenses, à contrôler les effets du traitement et à s'assurer de la guérison de la maladie. (Labadie-Lagrave.)

Dans les deux cas le sang qui s'échappe de la fissure est pâle, fluide, le caillot est petit.

a) *Nombre des globules rouges.* — Si on compte le nombre des globules rouges par centimètre cube on constate que dans les deux cas, chlorose et tuberculose, ils sont diminués. Cette diminution est plus ou moins con-

sidérable suivant l'intensité de la maladie. Selon le nombre de globules on peut établir une échelle d'intensité :
anémie du 1er degré, légère ; du 2e degré, moyenne ; du
3e degré, intense. Mais il est déjà une différenciation à
établir. En ne tenant compte que du nombre des globules
rouges on voit qu'en général dans la chlorose le nombre
n'est pas très diminué; on a même noté des cas où le
chiffre dépassait la normale (Hayem). Toutefois les globules rouges sont plus petits dans la chlorose qu'à l'état
normal.

b) *Valeur globulaire.* – On désigne sous le nom de
valeur globulaire la richesse du globule en hémoglobine.
D'après les recherches d'Hayem on sait que le sang normal contient 14 0/0 d'hémoglobine. Dans la chlorose cette
valeur est diminuée, ne dépasse jamais 12 0/0 et atteint
fréquemment 7 ou 8 0/0. Si on pense que le nombre des
globules a relativement peu diminué, on constate que la
richesse du globule en hémoglobine s'est abaissée considérablement. C'est cette pauvreté en hémoglobine qui
caractérise la chlorose. En effet, dans l'anémie prétuberculeuse, la diminution d'hémoglobine est parallèle à celle
du nombre des globules. Déjà Andral et Gavarret s'étaient
aperçus par le moyen des pesées de la pauvreté hémoglo-
binique du sang des chlorotiques, mais ce sont Hayem
et Malassez qui ont montré toute l'importance de ce signe.
Barbaut a examiné à ce point de vue 28 chlorotiques et
31 tuberculeuses; il a constaté que chez les premières le
chiffre de l'hémoglobine était descendu à 6 et même à
4 0/0 tandis que chez les tuberculeuses anémiques le chiffre était à peu près normal.

c) *Diminution de l'activité de la réduction de l'hémoglobine.* — En 1891, Henocque a montré que chez les

chlorotiques la vitesse de réduction de l'oxyhémoglobine ou, en d'autres termes, la quantité d'oxyhémoglobine réduite dans l'unité de temps est considérablement diminuée. Si on suppose qu'en une seconde il y a 1 d'hémoglobine réduite à l'état normal, Henocque a trouvé que chez les chlorotiques la quantité transformée n'est que 0, 10 environ. Cet auteur a fait des études comparatives chez des anémiques et des chlorotiques ayant environ la même richesse globulaire. On peut donc dire que la chlorose est caractérisée par la diminution de l'hémoglobine et par la diminution de l'activité de réduction de l'oxyhémoglobine, le nombre de globules restant très voisin de la normale.

d) *Lésions des hématies.* — Les éléments figurés du sang subissent dans la chlorose des modifications qu'on ne retrouve pas dans le sang des tuberculeux et qui peuvent servir à l'étude du diagnostic différentiel.

On constate tout d'abord une diminution des globules rouges; parfois, au lieu d'être arrondis, ceux-ci sont allongés, ovalaires, piriformes, à bords irréguliers, présentant même des prolongements; quelques-uns prennent la forme de pseudo-parasites. A côté de ces éléments, il y en a de géants dont les dimensions sont augmentées et qui sont fortement colorés.

Ce qui contribue à montrer que la chlorose est bien une maladie d'évolution hématique, c'est l'augmentation du nombre des globules rouges à noyaux ou hématoblastes (Hayem). Pour cet auteur, les hématoblastes s'accumulent dans le sang, parce que d'une part le processus d'hématopoïèse qui leur a donné naissance est resté normal et, d'autre part, parce que leur passage à l'état adulte ou hématie est gêné ou empêché.

e) *Globules blancs.* — A côté de ces modifications du

globule rouge dans la chlorose, on est étonné de constater que les globules blancs n'ont subi aucun phénomène pathologique. Au contraire, et c'est là un point de différenciation sur lequel nous tenons à attirer l'attention, dans l'anémie tuberculeuse on note dans la grande majorité des cas une hyperleucocytose, une augmentation du nombre des globules blancs.

Ceci ne nous étonne pas, car la tuberculose, maladie infectieuse, provoque comme les autres maladies infectieuses une réaction leucocytaire.

VI. Appareil urinaire. — *Urologie.* — En dehors des lésions spécifiques au niveau du rein, les tuberculeux peuvent présenter une néphrite sans localisation bacillaire, dite la néphrite des tuberculeux. L'existence de cette néphrite peut être, lorsqu'elle est précoce, un précieux auxiliaire pour le diagnostic. Dès le début de la tuberculose il se fait une déminéralisation de l'organisme tout à fait caractéristique.

L'urée, qui chez les chlorotiques est en général diminuée, se trouve augmentée au début de la bacillose.

La sécrétion des phosphates et des chlorures offre des variations très importantes à connaître. Coïncidant avec l'amaigrissement apparaît une phosphaturie intense (Teissier), les urines arrivant à avoir 3 à 4 grammes de phosphate terreux par litre. L'excrétion des chlorures est grande ; les urines en renferment jusqu'à 17 et 18 grammes par litre.

Enfin l'albuminurie est souvent constatée dans la tuberculose ; cette albumine est composée de sérine et de globuline avec prédominance de ce dernier corps. On note parfois, en rapport avec un trouble hépatique ou gastrique, de la peptonurie.

L'urine des chlorotiques est d'habitude pâle, assez abondante et d'une faible densité. Les chlorures et les phosphates sont diminués, l'acide urique reste normal.

Il est intéressant de noter la présence dans cette urine de pigments biliaires. Robin a constaté de l'urohématine en même temps que de l'urobiline.

A côté de ces indications de diagnostic tirées de l'étude des manifestations pathologiques dans les différents appareils, il est une source de renseignements utiles que le laboratoire peut fournir et qu'il ne faut pas dédaigner dans une question aussi délicate et aussi difficile que celle du diagnostic précoce de la tuberculose.

L'existence du bacille de Koch dans les crachats ou dans le sang est une preuve de certitude absolue; mais malheureusement elle ne se rencontre que dans les cas avancés.

Diverses modifications humorales susceptibles de trahir la tuberculose à ses débuts, ont été cherchées dans le sang et dans les sérosités (Achard). Roger et Josué ont montré (épreuve du vésicatoire) que le liquide épanché dans la bulle produite par un vésicatoire chez un tuberculeux était dépourvu d'éosinophyles et renfermait des cellules spéciales dites hydropiques.

Par l'examen cytologique des sérosités, Widal et Ravaut ont bâti leur cytodiagnostic: dans les liquides exsudés de nature tuberculeuse, on constate une prédominance remarquable des lymphocytes; c'est ce qui arrive dans la pleurésie séreuse, dans la méningite tuberculeuse.

La recherche du bacille de Koch dans les humeurs est difficile, étant donné le petit nombre des bacilles qui s'y trouve. Pour les mettre en évidence, Jousset a imaginé la méthode de l'inoscopie qui consiste à faire digérer l'épanchement par du suc gastrique artificiel et à extraire les bacilles par centrifugation.

M. Lesieur, pour éviter la coagulation qui emprisonne les bacilles, recueille le sang au moyen de sangsues qu'il dégorge ensuite dans des tubes stérilisés. Ce sang est rendu incoagulable.

De même on a perfectionné considérablement les méthodes de culture du bacille de Koch : il faut citer le sang gélosé de Besançon et Griffon, la pomme de terre gélosée de Tomaszczenski.

Pour réaliser l'inoculation le plus sûrement positive, on s'est adressé au cobaye, l'animal de choix. Nattan-Larrier a proposé d'inoculer le produit suspect dans la mamelle d'un cobaye en lactation.

La difficulté d'obtenir chez les malades, en temps utile, le bacille de Koch a conduit à l'emploi de moyens indirects qui démontrent sa présence par des réactions spécifiques (Achard).

Dans cet ordre d'idées, il nous faut signaler les recherches faites par les injections de tuberculine. On sait le bruit que fit cette question à l'époque où Koch la lança comme moyen thérapeutique de la tuberculose ; on n'ignore pas les déceptions et les déboires qu'elle entraîna et la réaction inverse qu'elle produisit. L'art vétérinaire l'utilise encore comme moyen de diagnostic, mais les médecins l'emploient avec plus de réserve. L'injection d'une dose très faible de tuberculine, 1/10 de milligramme (Grasset et Vedel), produit chez les tuberculeux une ascension thermique caractéristique. La réaction débuterait de six à dix heures après l'injection ; elle peut être considérée comme positive si elle atteint au minimum une élévation de 1 degré.

Nattan-Larrier a proposé ce qu'il appelle la *tuberculine réaction indirecte* : l'épreuve consiste à injecter de la tuberculine à un cobaye inoculé préalablement par des produits provenant du malade suspect.

On a également utilisé pour ce diagnostic précoce (Courmont et Arloing) la propriété agglutinative que présente le sérum d'un malade tuberculeux à l'égard d'une culture homogène de bacille de Koch. Ces deux auteurs sont parvenus à obtenir une culture homogène, ce qui est indispensable pour leur sérodiagnostic.

D'après eux la réaction est positive chez les tuberculeux dans les 85 %, des cas. Les résultats de ce sérodiagnostic ont été acceptés par certains auteurs et discutés par d'autres. Il y a des cas où la réaction est fort délicate et nécessite beaucoup de soin et d'habitude.

Plus récemment Calmettes, de Lille, a proposé une nouvelle réaction de la tuberculine. Au moyen de la tuberculine test que l'on dilue dans certaines conditions on obtient un liquide dont une goutte placée sur la conjonctive provoque chez les tuberculeux une réaction intense de conjonctivite qui ne se réalise pas chez les sujets normaux. C'est l'*ophtalmoréaction*. Ce nouveau moyen de diagnostic a été accueilli avec enthousiasme ; de tous les côtés on l'a mis à l'épreuve ; les résultats n'ont pas été partout concordants. De plus, on s'est aperçu qu'il pouvait donner lieu à des complications inflammatoires locales, ce qui tend à restreindre son emploi. Toutefois la question est encore à l'étude et il serait encore imprudent de se prononcer dans un sens ou dans un autre.

A peu près à la même époque, Pirkey a fait connaître la *cutiréaction*. Cette épreuve consiste à déposer sur des scarifications de la tuberculine d'une dilution déterminée. On obtiendrait chez les tuberculeux un érythème de la région qui ne se produirait pas chez les individus sains.

Cette méthode est encore trop jeune pour qu'une appréciation certaine puisse être donnée.

CHAPITRE V

DÉDUCTIONS THÉRAPEUTIQUES

Des différents chapitres qui précèdent on peut tirer cette conclusion, que si la chlorose et la tuberculose sont de la même famille, il n'en est pas moins vrai qu'il faut distinguer la chlorose de l'anémie symptomatique de la tuberculose. Cette distinction, qui s'impose à nous au point de vue clinique, persiste avec toute son importance lorsque l'on aborde le domaine thérapeutique.

Trousseau commence sa leçon sur la chlorose vraie et les fausses chloroses en ces termes :

« Vous avez dû être surpris de me voir prescrire des
» médications si différentes à plusieurs femmes qui sont
» dans le service et qui toutes vous paraissent atteintes
» de chlorose...

» C'est que je suis loin de regarder l'anémie et la
» chlorose comme deux mêmes maladies ; et si, comme
» je le reconnais, il y a dans la chlorose une anémie pro-
» fonde, il ne s'ensuit pas le moins du monde que ces
» anémies soient des chloroses. »

Le fer constitue le médicament spécifique, pourrions-nous dire, de la chlorose. Alors qu'il améliore rapidement l'état général dans ce cas, il n'a aucune influence salutaire dans le cas de tuberculose ; tout au contraire son action serait plutôt néfaste. Trousseau, dans la même leçon, cite le cas d'une chlorotique qui, sous l'influence du traitement ferrugineux, devint la proie d'une tuberculose si rapide que cet auteur ne put s'empêcher d'incriminer la médication. N'était cette action fâcheuse des ferrugineux, ce traitement pourrait servir de pierre de touche dans les cas douteux.

« On peut dire en général, dit Trousseau, que le fer sagement et graduellement administré est bien supporté par les véritables chlorotiques ». L'échec des diverses préparations doit mettre en garde le médecin d'une erreur de diagnostic possible. Dans l'administration du fer chez la chlorotique il faut varier les doses et les préparations pour arriver à une tolérance maximum.

Trousseau associait volontiers le fer à l'opium ou à la belladone suivant que prédominait avec la gastralgie la diarrhée ou la constipation.

Cette thérapeutique martiale ne sera pas seule ; on peut lui adjoindre comme auxiliaire l'emploi des préparations de quinquina, l'usage de l'hydrothérapie et la mise en vigueur d'un régime spécial.

Le chlorobrightisme par sa localisation et son insuffisance rénale nécessite un traitement pharmaceutique et diététique beaucoup plus prudent. Le régime carné abondant, les préparations alcooliques ne réussissent pas aux chlorobrightiques ; bien au contraire l'absorption de toutes ces toxines ne peut que leur être nuisible. Ces malades se trouveront mieux d'un régime lacto-végétarien mitigé.

Dans l'anémie tuberculeuse au contraire, on insistera sur les arsenicaux ; le cacodylate de Na donne de très bons résultats lorsqu'il est employé en injections ; il ne faut pas oublier, avant de l'employer, de s'assurer de l'état de perméabilité du rein.

La viande crue et le jus de viande, lorsqu'ils sont tolérés, peuvent rendre de réels services.

CONCLUSIONS

De tout ce qui précède on peut tirer les conclusions suivantes :

1° Il ne faut pas confondre la chlorose avec les anémies et en particulier avec l'anémie symptomatique de la tuberculose.

2' La tuberculose se retrouve très souvent dans les antécédents héréditaires des chlorotiques. Les tuberculeux créent pour leurs descendants un état dystrophique qui peut aboutir à la chlorose.

3' Les causes prédisposantes et déterminantes de la chlorose et de la tuberculose présentent plusieurs points communs.

4° Dans l'avenir des chlorotiques on relève fréquemment l'éclosion de la tuberculose après une phase de chlorose vraie.

5° La chlorose et la tuberculose peuvent avoir des manifestations analogues, comme par exemple le rétrécissement mitral.

6° Le chlorobrigtisme ne met pas à l'abri de la tuberculose. L'intervention des lésions rénales donne simplement un cachet spécial à la maladie.

7° Le diagnostic différentiel est important à faire entre la chlorose et l'anémie prétuberculeuse. Ce diagnostic est basé sur l'étude approfondie de certains symptômes (état général, symptômes respiratoires, cardiovasculaires etc.), et sur la mise en pratique de certaines épreuves bactériologiques.

8° Cette différenciation a une importance considérable au point de vue thérapeutique.

BIBLIOGRAPHIE

ACUARD. — Diagnostic précoce de la tuberculose (Congrès de la tuberculose, 1905, Paris).

BESANÇON et LABBÉ. — Traité d'hématologie, 1901.

BOIX. — Semaine médicale, 1900, 31 octobre.

BONNET. — Thèse de Paris, 1887.

CHATIN. — Du chlorobrightisme. Thèse de Lyon, 1891.

COCUEZ. — Rétrécissement mitral pur (IVᵉ Congrès de médecine interne, Montpellier, 1898).

COLLET. — Précis de pathologie interne.

DIEULAFOY. — Comptes-rendus de l'Académie de médecine, 1893.
— Manuel de pathologie interne.

DELABORDE. — Rapports de la tuberculose et de la chlorose chez la femme. Thèse de Paris, 1887.

DUCOS. — Du chlorobrightisme. Thèse de Montpellier, 1895.

FAISANS. — Cliniques de la Pitié. Semaine médicale, 1898.

FÉLICÉE. — Thèse de Paris, 1887, n° 7.

GERMAIN-SÉE. — Phtisie bacillaire.
— Du sang et des anémies.
— Maladies du cœur, 1898.

GRASSET. — Rapports de l'hystérie avec la diathèse tuberculeuse, 1884.

GASSIN. — Thèse de Bordeaux, 1905.

HANOT. — Presse médicale, 1891.

HAYEM. — Leçons cliniques.

JOLLY. — Thèse de Paris, 1889-1890.

LABBÉ. — Presse médicale, 1901.

LABADIE-LAGRAVE. — Traité des maladies du sang.
— Concours médical, 1896.

Luzet. — La chlorose (Bibliothèque médicale Charcot-Debove).

Moriez. — Thèse d'agrégation 1880. De la chlorose.

Mathieu. — Gazette des hôpitaux, 1880.

Marfan. — *In* Traité Charcot-Bouchard, t. IV.

Mariani. — Diagnostic précoce de la tuberculose (Congrès de la tuberculose, Paris, 1905).

Potain. — Chlorose. Dictionnaire encyclopédique des sciences médicales.

   — Gazette hebdomadaire, 1891.

Parmentier. — Chlorose. *In* Traité Brouardel et Gilbert, t. VI.

Papillon. — Thèse de Paris, 1898, nº 54.

Pujol. — Thèse de Montpellier, 1901.

Roussel. — Semaine médicale, 1900, 28 novembre.

Rogen et Josué. — Presse médicale, mai 1901.

Sarda et Vires. — Trêves et guérison de la tuberculose chez les arthritiques. Revue de la tuberculose, 1894.

Servin. — Rôle de l'hérédité dans le rétrécissement mitral. Thèse de Paris, 1896.

Trousseau. — Cliniques de l'Hôtel-Dieu, t. III.

Teissier (P). — Rapport du rétrécissement mitral pur avec la tuberculose (Cliniques de la Charité).

Vires. — Montpellier médical (avril à septembre 1907).

Willians. — Reports of the early diagnosis of tuberculosis by new methods (Congrès de la tuberculose, 1905).

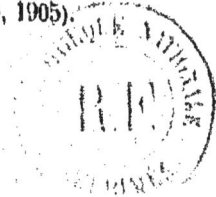

SERMENT

En présence des Maîtres de cette École, de mes chers condis-ciples, et devant l'effigie d'Hippocrate, je promets et je jure, au nom de l'Être suprême, d'être fidèle aux lois de l'honneur et de la probité dans l'exercice de la Médecine. Je donnerai mes soins gratuits à l'indigent, et n'exigerai jamais un salaire au-dessus de mon travail. Admise dans l'intérieur des maisons, mes yeux ne verront pas ce qui s'y passe; ma langue taira les secrets qui me seront confiés, et mon état ne servira pas à corrompre les mœurs ni à favoriser le crime. Respectueuse et reconnaissante envers mes Maîtres, je rendrai à leurs enfants l'instruction que j'ai reçue de leurs pères.

Que les hommes m'accordent leur estime si je suis fidèle à mes promesses! Que je sois couverte d'opprobre et méprisée de mes confrères si j'y manque!

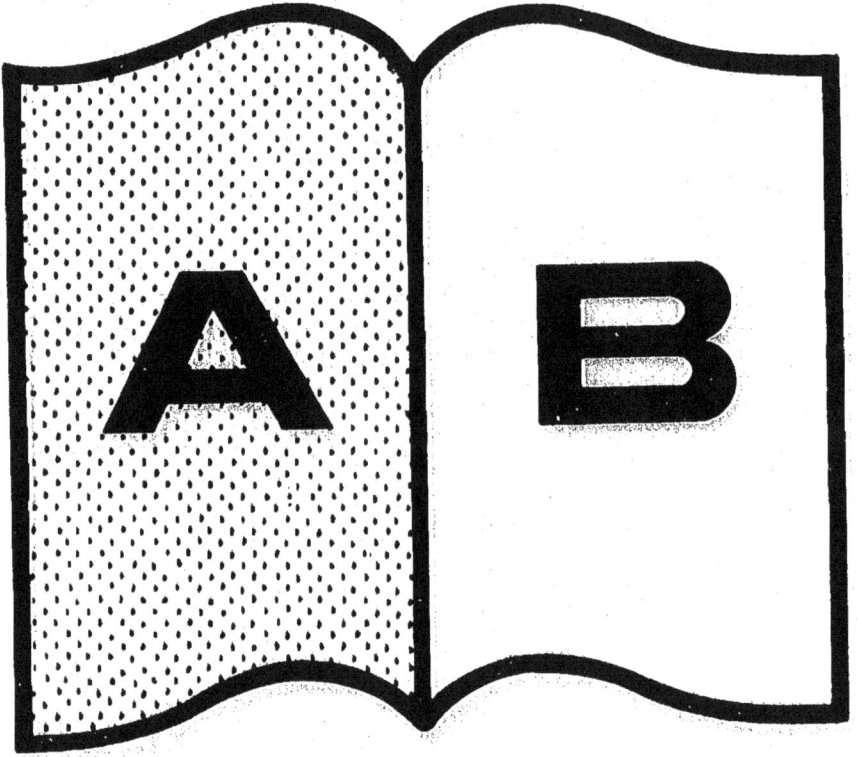

Contraste insuffisant

NF Z 43-120-14

www.ingramcontent.com/pod-product-compliance
Lightning Source LLC
Chambersburg PA
CBHW071249200326
41521CB00009B/1700